平凡社新書
957

コロナ禍で暴かれた
日本医療の盲点

島田眞路
SHIMADA SHINJI
荒神裕之
KŌJIN HIROYUKI

HEIBONSHA

コロナ禍で暴かれた日本医療の盲点●目次

第2章 地方国立大学病院と地方医療の苦境……117

引用文献は、本文中に*を用いて記載し、文献の書名などは巻末に掲げた。
本文中の肩書は当時のものとした。

はじめに

２０２０年８月、新型コロナウイルス感染の第二波が襲来する只中でも、あの戦慄の光景は目に焼きついて離れない。忘れもしない１月25日、赤茶けた土がむき出しになっている大地に、おびただしい数のクレーン車が行き交う中国・武漢の病院建設の光景だ。あの日から、われわれの激動の日々が始まった。

山梨大学は、昭和24（１９４９）年の開学で、その淵源《えんげん》は古く、寛政７（１７９６）年の甲府学問所（徽典館《きてんかん》）にまでさかのぼる。２００２年には山梨医科大学と合併し、医学部を含む四つの学部と大学院を有する総合大学となった。現在の学生数は、学部と大学院併せて約５０００人であり、私は２０１５年から学長の任にある。

山梨大学医学部附属病院（以下、山梨大病院）は、昭和58（１９８３）年の設置から、40年近くを経過し、目下、病院再整備事業の真っ最中にある。２０２０年１月25日の中国・

武漢の戦慄の光景は、学長である私を突き動かし、山梨大病院の武田正之病院長をはじめ、病院職員全体の理解と協力の下で、休止病棟の再稼働を実現し、クルーズ船「ダイヤモンド・プリンセス号」からの感染患者受け入れや、世界初となる髄液《ずいえき》からのウイルス同定に成功した新型コロナウイルス感染症による髄膜炎・脳炎の患者の診断、治療など、新型コロナウイルス感染症との闘いを続けてきた。初動の早さは国立大学の中でも1位、2位を争うレベルであったと自負している。感染症指定医療機関ではない山梨大病院が、初動から先を見越して取り組むことができた理由は、学長である私の強力なリーダーシップと、病院全体が一つのチームであろうと努力したことにあると考えている。

一方で、日本全体の状況を見据えてみると、思わず目を覆いたくなるような悲惨な有様だ。夏に予定されていた東京五輪の開催延期決定までPCR検査の実施も思ったより進んでおらず、積年の脆弱なPCR検査体制を横目に、検査のデメリットばかりを強調して医療後進国並みのPCR検査数で世界の潮流を大きく外れ、クラスター対策に執着して戦略転換のタイミングを見誤った。さらにリスクコミュニケーションの配慮も乏しいまま、過大な推計値で社会を大混乱に陥らせ、蓋を開ければ欧米より被害が小さいからミラクルだと自画自賛する。こんな状態で本当によいのか、これが日本の実力なのか、という怒りと危機感が、本書を含めたこれまでの情報発信の原動力となっている。

テレビや新聞、ネットなど、新型コロナウイルス感染症に関する私自身による情報発信の中で、最も社会の関心を集めたのは「後進国並みのPCR検査体制は日本の恥」というやや過激ともとれる表現だった。センセーショナルであるが故にSNSなどを通じた反響も相当に大きかったが、やみくもに注目を集めようと意図したわけではなく、これが真実であり本心からの表現だった。いわゆる専門家の中には、PCR検査消極派が驚くほど多く、世界からみれば異常なまでの状況であったが、このフレーズが、新聞、雑誌やテレビにとりあげられる中で、PCR検査の重要性を周知し、その拡充を図る動きに貢献できたと考えている。8月28日の安倍晋三総理（当時）の辞任会見でも、1日20万件の検査体制を目指すことが表明されたほどである。

ところで、これらのPCR検査拡充に向けた情報発信の最中、山梨大病院長、日本皮膚科学会理事長、そして現在の学長という立場を通じて、折りに触れて直面してきた問題に、再び向かい合うことになった。それは、アカデミズムの軽視と政府の意を受けた専門家の暴走であり、その結果、右往左往させられる地方のわれわれであり、その背後に見え隠れする官僚組織の軋轢《あつれき》である。私は、山梨大病院の長を6年間、その後学長は6年、通算して10年以上、大学の管理者の立場で、文部科学省をはじめとする中央官僚組織や行政機関と渡り合ってきた。その大半は、まさに〝闘いの歴史〟である。

本書では、これまで私が経験してきた地方国立大学とその附属病院を巡る闘いの歴史を紐解いていこうと思う。そこでは実にさまざまな人間模様が展開されるが、私自身は、アカデミズムに立脚し、真にあるべき姿を、権力に屈せず追求してきた。この闘いの歴史をつまびらかにすることで、日本の医学界がどうあるべきか、本当に守るべきものは何かを示していきたい。そして、そこに立ち現れる真実は、日本を未曽有の国難ともいうべき状況に追いやった現在の新型コロナウイルスの猛威から、再びわれわれが立ち上がるために必要不可欠なことであると考えている。

第1章では、山梨大病院での新型コロナウイルス感染症との闘いと国内での対策などをドキュメンタリーで紹介する。われわれの肌身を通じた感触をできるだけそのままお伝えすることで、地方の大学病院のポテンシャルと果たしうる役割を理解していただくことにつながると考えている。また、PCR検査体制を巡る論考では、日本の医療界が抱える病巣の一端を、読者の皆さんにお伝えしていきたい。これらの一連の論考の原型は、主として医療従事者向けの情報サイトm3.comで情報発信したものである。今回、本書でとり上げるにあたって、一般の読者の皆さんにご理解いただけるように極力、努めた。医療に関連する話は、専門用語も多く、難解であると感じることも少なくないと思う。遠い世界の話ではなく、国民皆の命に関わる問題であることをおわかりいただけたら幸いである。

続く第2章では、新型コロナウイルス感染症との闘いでも露呈した日本医療の根幹にある問題を、地方大学とその附属病院の視点から紐解いていく。具体的には、われわれ地方大学が現在直面する窮状を引き起こすに至った〝改革〟を巡る闘いである。地方大学が直面する窮状は、「人材」と「研究費」の二つの側面に大きく分かれる。「人」の側面では、若手の人材不足と地域の医療崩壊を引き起こした2004年からの新臨床研修制度と、それに続く新専門医制度の開始を巡って繰り広げられた闘いを中心にとり上げる。特に新専門医制度の開始までの軌跡は、死闘といっても過言ではない激しい争いであった。争いを通じて露呈した日本の医学界が抱える根深い問題と、守り抜こうとしてきた地方のアカデミズムの灯こそが、本書を通じて最も訴えたかったことである。もう一つの「金」の側面では、2000年以降の地方国立大学の財政事業にフォーカスを当て、中央官僚機構が目論む不当な地方国立大学の淘汰ともいうべき状況を示す。国際的な日本の地位低下が叫ばれて久しいが、経済財政政策の失敗による落ち込みだけではなく、財政事情の悪化を理由に、これまで日本が大切に育んできたアカデミズムの灯を軽視してきた代償が、今、まさに直面している問題の根源であることがおわかりいただけると思う。

第3章では、未来に向けた取り組みを示すことで、困難な時代の向かうべき方向性を示唆したい。艱難辛苦《かんなんしんく》の約20年余、地方国立大学の状態は、すでに瀕死といっても過言ではない。地方のアカデミズムの灯を守るため、地域に根差した山梨大学としてのあり方を模索する現在進行形の取り組みを紹介する。

本書のプロジェクトは、山梨大病院の専従安全管理者として２０１９年に赴任してきた医師の荒神《こうじん》裕之君との二人三脚で進めてきた。1月末以来、問題意識を共有しながら、刻々と変わる状況を共に分析し、対外的な情報発信を行ってきたことが、本書のプロジェクトに結実している。本書の上梓に大きく貢献した荒神君の尽力に感謝を表したい。

また今回、われわれが注目されるきっかけをつくって下さったのは、m3.com 編集長の橋本佳子氏に負うところが大きい。「医療維新」という m3.com のコーナーに掲載いただいた「山梨大学における新型コロナウイルス感染症との闘い」という一連のシリーズが、本書の第1章の基盤となっている。この場を借りて橋本氏にも感謝の気持ちをお伝えしたい。

そして書籍としてまとめ上げることができたのは、編集者である平井瑛子氏の情熱なくしては成しえなかった。今の医療が抱える問題と地方のアカデミズムの力を世間に問う機会をわれわれに与えてくださった平井氏にも心からの感謝を申し上げたい。

新型コロナウイルス感染症の猛威は、未だとどまるところを知らない。全国的な感染者の拡大が続く中、山梨大病院でも多くの医療者、職員が山梨県民の命を守るために、日々、奮闘を続けている。過酷な現場で心身をすり減らしながらも尽力を続けてくださっている医療者の皆様に心からの敬意と感謝を伝えたい。

本書が、ポストコロナ時代の日本の医療の向かうべき方向性の一助となることを願っている。

島田眞路

2020年8月　酷暑の甲府の地で

第１章　山梨大病院での新型コロナウイルス対応と日本と世界におけるＰＣＲ検査

山梨大病院の闘い

深夜の記者会見

２０２０年３月７日23時半を少し過ぎた頃。

私は山梨大学医学部附属病院（以下、山梨大病院）の大会議室にいた。いつもならば教授会などが開かれる会議室には、20名ほどのメディア関係者が詰めかけていた。記者らはマスクでも覆い隠せない疲れた表情を浮かべていた。もっとも、それも無理ないことだった。この日の記者会見は、結果として３日間連続して行うことになった山梨大病院の新型コロナウイルス感染症に関する記者会見のうちの最後の会見で、メディア関係者も連日、山梨大病院に呼び出されたような状態になっていたからだ。

最初の記者会見は３月５日に行われた。会見内容は、クルーズ船「ダイヤモンド・プリンセス号」からの新型コロナウイルス感染症患者の受け入れについてであった。当時、山梨県内では、患者の受け入れに関して医療機関名の公開は一切なかったため、記者会見をして病院名を明かして患者の受け入れを表明したことは、驚きをもって受け止められてい

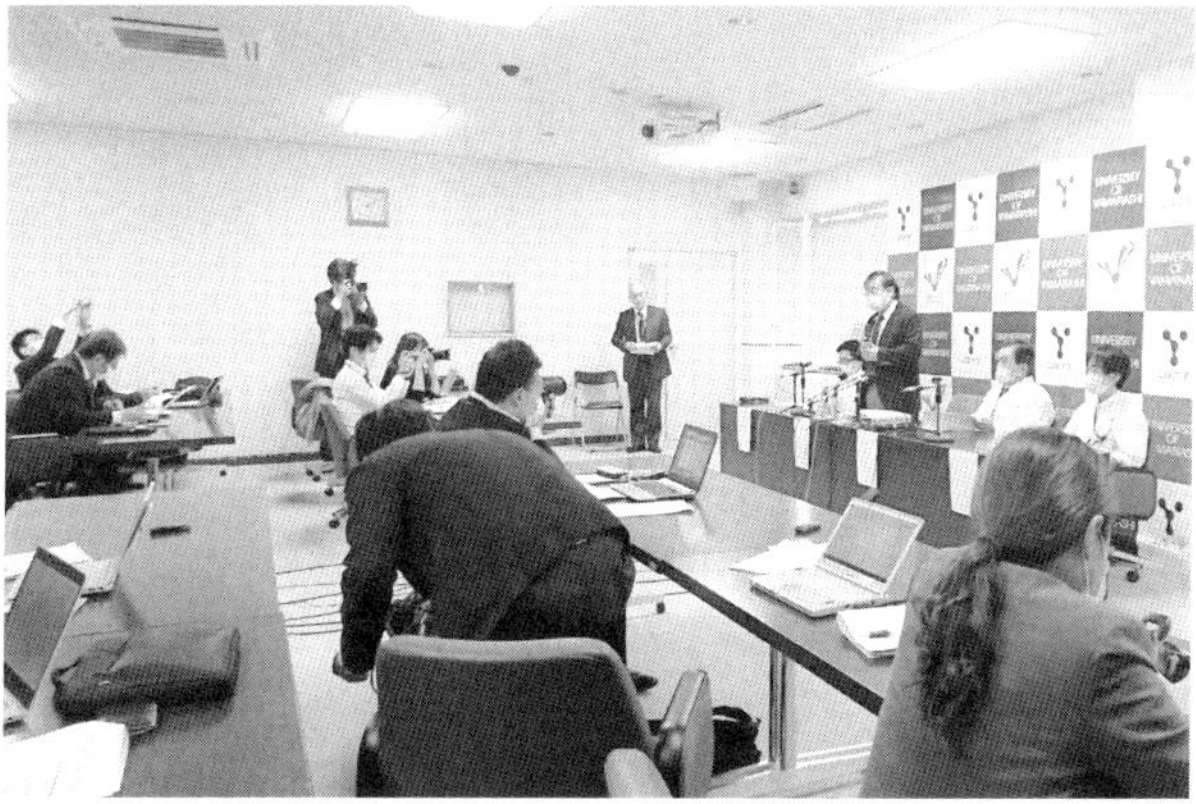

山梨大病院での新型コロナウイルスの陽性患者に受け入れ関する記者会見。起立して説明しているのが学長の島田（2020年３月７日夜）　写真提供＝山梨大学

た。もっとも、山梨大病院の積極的な情報公開の姿勢は、メディア関係者はもとより、県民にも概ね好意的に受け入れられていた。

３月６日の２回目の記者会見では、山梨県内初となった新型コロナウイルス感染症の患者受け入れについて発表した。前日の「ダイヤモンド・プリンセス号」の患者受け入れから間髪を入れずに山梨県内の症例の第１号を受け入れることとなったため、記者会見は連日におよんだ。

そして３日目の記者会見。深夜の記者会見場に予定の23時半より少し遅れて入った学長の私は、恒例となった司会者からの登壇者紹介で頭を下げた後、メディア関係者の参集にお礼を述べて、こう続けた。

「意識障害で救急搬送された20歳代の患者の

髄液ＰＣＲ検査（髄液を検体にＰＣＲ検査をしてコロナウイルスの有無を調べる）をした結果、陽性となりました。新型コロナウイルスによる髄膜炎・脳炎が疑われます」

たちまち、会場内の雰囲気は一転した。慌ただしく響くメディア関係者がパソコンを打つ音と、繰り返し焚《た》かれるフラッシュ。携帯電話を片手に部屋を出る記者もいて、事の重大さがメディア関係者にも確実に伝わっていた。

それまで新型コロナウイルス感染症は、若者の感染や重症化のリスクは低く、抵抗力の弱い高齢者や基礎疾患を持つ人の感染や重症化のリスクが高いと繰り返し報道されていた。いわば常識ともなっていた「若者は低リスク」という認識を根底から覆す可能性のある山梨大病院の発表が、大きな驚きを持って受け止められたことは、会見翌日以降の報道でも明らかだった。国内初の新型コロナウイルスによる髄膜炎・脳炎の報告であり、患者の年齢が20歳代と若かったこともあって、全国規模で多くのメディアがこの事実を報道し、社会的な関心の高さを改めて実感させられた。

３回目の記者会見は、日をまたいで０時半過ぎまで続いた。記者からは次から次へと質問が寄せられた。

「感染経路は？」

「患者の容態は？　命に関わる状態なのか？」

「診断に至った経緯は？」……

患者や家族のプライバシーを最大限、配慮することは当然必要であり、記者から聞かれたことをすべて答えるわけにはいかないもどかしさがあったが、メディア関係者の必死の形相と向かい合いながら、極力、丁寧でわかりやすい説明になるよう努めた。中途半端な情報提供は、かえって不安を増大させてしまう。今、わかっていること、わかっていないこと、一方でさまざまな事情で話せないことを丁寧に切り分けて、もちろん医学的な知識の説明も細かく加えながら、記者会見は夜深まで続いた。

そしてもう一つ、この記者会見の中で強調したのは、新型コロナウイルス感染症に対する山梨大病院の姿勢だ。日本国内初の新型コロナウイルスによる髄膜炎・脳炎の報告に至った背景には、現場で診療にあたった救命救急医師らの的確な判断があった。この的確な判断を導いたのは、救命救急医師らのリスク感性であり、日本での感染蔓延が本格化していなかったこの時期に、救命救急医師らのリスク感性を醸成できていたのは、山梨大病院全体を挙げての早期からの新型コロナウイルス感染症への備えがあったからだ。山梨県の先頭に立って、新型コロナウイルス感染症と闘い抜いていく――。その決意を記者会見の場を通じて示すことで、未知のウイルスへの不安を和らげ、県民からの期待と信頼に応えようとしていた。

中国・武漢の異様な光景

3回にわたって行われた3月上旬の記者会見からさかのぼること1ヵ月ほど前の1月25日。その日、私は自宅のリビングでテレビを観ていた。ニュースでは、春節を迎えた中国・武漢の様子が流れていたが、ある映像に私の目は釘付けになった。茶色い地肌がむき出しになった広大な土地で、数えきれないほどの重機がうごめいている様子が目の前に現れたのだ。ニュースでの報道では、驚くことに、1000床規模の新型コロナウイルス感染症の専門病院を2棟、10日間余りで建設するというではないか！　衝撃の映像に続いて、患者が溢れ返る武漢の医療機関の様子も映し出された。そこでは、個人防護具（PPE）で完全防備した医者や看護師など医療従事者たちが、患者の間をかき分けるように移動している様子が流れていた。それらの驚愕の光景に、私は呆気にとられ、ただただ茫然となった。その時脳裏には、18年ほど前の苦い思い出が浮かび上がってきていた。

苦い思い出、それは2002～03年に流行したSARS（重症急性呼吸器症候群）の世界的流行の際の山梨大病院でのことだった。当時、私は山梨大学医学部の皮膚科学講座教授の任にあり、同時に、山梨大病院の感染対策委員長を務めていた。感染対策委員会は、院内感染防止対策の中心的役割を担っており、新興感染症であるSARSからの防疫もその役割に含まれていた。私は、感染対策委員長としてＳＡＲＳへの対応を迫られ、感染制御部門の看護師と共に難局に立ち向かっていた。

幸いにして、ＳＡＲＳは日本国内での疑い症例こそ報告があったものの、確定診断となった症例は一例もなかったとされている。しかし仮に、山梨県で患者が発生していたら、当時の県内の医療体制では、まともにＳＡＲＳに対応できるレベルからはほど遠いものであった。当時の山梨大病院は一人の患者に対応するのが精一杯であり、二人以上発症したらなす術《すべ》もなく完全にお手上げだった。このＳＡＲＳの後も、２００９年の新型インフルエンザの流行や２０１２年からのＭＥＲＳ（中東呼吸器症候群）の局所的流行など、世界的な新興感染症の流行がみられたが、幸いにも山梨県の医療体制を揺るがすような事態にまでは至らず、ＳＡＲＳほどの緊張感を強いられたことはなかった。

今回、中国・武漢からの中継映像が私にもたらした強い危機感は、私の心の中で大きな警告を発していた。これは間違いなくＳＡＲＳの再来になりうる――。そして18年前とさほど変わらない今の山梨県や山梨大病院の体制のままでは、確実に手遅れになる。沸き上がってきた焦燥感にも似た危機感は、私自身を一刻も早く対応開始する方向へと突き動かした。

中国・武漢の様子を伝えるニュースを観た２日前の１月23日。世界保健機関（ＷＨＯ）

の緊急委員会は、新型コロナウイルス関連肺炎の「国際的に懸念される公衆衛生上の緊急事態」の宣言（緊急事態宣言）を時期尚早として見送っていた。新型コロナウイルスの震源地でもある中国以外にすでに日本を含む5ヵ国で感染患者が発生していたにもかかわらず、である。宣言を見送ったWHOの判断は、1月23日の時点でも明らかに失敗で、世界を誤導した愚策であった。中国・武漢の非常事態を見過ごしたWHOの判断は、もはやあてにならない——。そう確信した学長の私は、山梨大病院の体制を早急に整えてこの未知のウイルスとの闘いに臨むことを決意した。

私は山梨大病院の医療の質・安全管理部の伊藤雅美ゼネラルリスクマネジャー（GRM）に状況を確認するため電話をかけた。医療の質・安全管理部は、病院のリスクマネジメント全般を担っており、部門の性質上、院内のよろず事にも対応している。今は学長の私も、SARSの当時に感染対策委員長を3年務めた後、のち病院長に就任するまでの4年間、安全管理担当の副院長を務めていた。そのような経緯で、医療の質・安全管理部のメンバーとは学長となった今でも、密に連絡を取り合っている。

電話に出た伊藤GRMは、堰《せき》を切ったように話し出した私の勢いに押されつつも、新型コロナウイルスの対策は院内の感染制御部が担っていること、伊藤GRM自身も中国・武漢の様子をテレビで観ていて、ただごとではないと感じていたことを話した。

「伊藤さん、武漢の様子がただごとではないと感じているなら、すぐに行動を起こすべきだろう！」

どこか対岸の火事と捉えている印象がぬぐえない伊藤ＧＲＭに対して、患者の受け入れ体制を早急に整えるよう、強く促した。同時に、感染制御部の井上修特任教授にも電話をかけて、現在までの取り組み状況を聞き取りつつ、医療の質・安全管理部のメンバーも含めた話し合いの場を持つように伝えた。差し迫る危機は国の行政機関のように縦割りで他人任せでは到底、勝ち目がない。感染制御部任せにするのではなく、リスクマネジメントの観点から、医療の質・安全管理部も協働してこの難局を乗り切っていくべきだ、それが私の考えだった。

できる限りのことはした。あとはメンバーが動くのを待つほかない。迫りくる脅威を前に、悶々《もんもん》としながら土日を過ごすことになった。

患者受け入れ体制の起動

週が明け、１月27日の朝、武田正之病院長をはじめ、感染制御部、医療の質・安全管理部のメンバーが出席する臨時会議が開催された。この会議では、新型コロナウイルス感染症への対応に関する山梨大病院としての基本的な方針を確認した。山梨大病院は、感染症

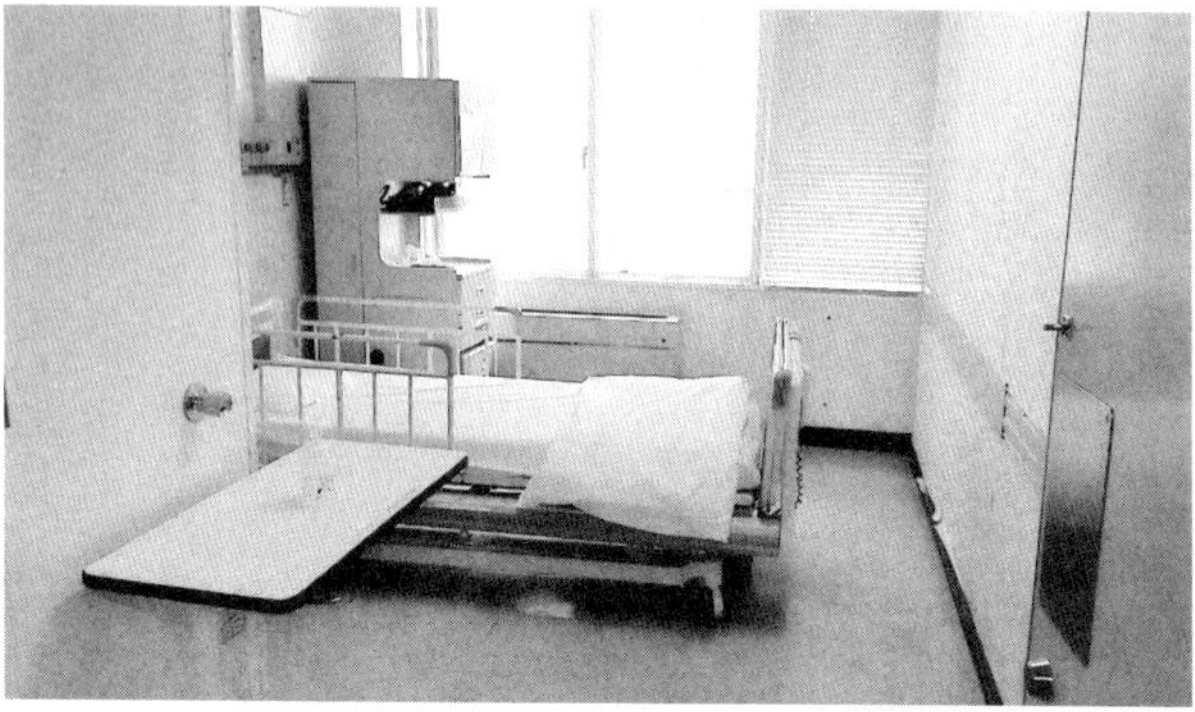

2015年から休止していた病棟にある病室。今回の新型コロナウイルス対応で大いに役立った　写真提供＝山梨大病院

法に定めのある感染症指定医療機関ではなかったが、山梨県内の医療上の最後の砦であることから、感染拡大に備えて院内の体制整備を進めていくことを申し合わせた。

山梨大病院は、２０１３年から病院再整備事業に着手しており、２０１５年に新病棟に移転した際の旧病棟（約３００床、1病棟当たり約50床）が休止状態であった。未知の感染症への対処では、隔離が鍵を握る。万が一の場合に、この旧病棟の活用が求められるときが来ると元病院長でもあった私は確信していた。そこで、医療ガスやナースコールなど使っていなかった設備の立ち上げの準備を指示した。

山梨大病院が着々と準備を進めている中、1月29日に一般社団法人国立大学協会総会が東京神田・錦町の学士会館で開催された。この総会は全

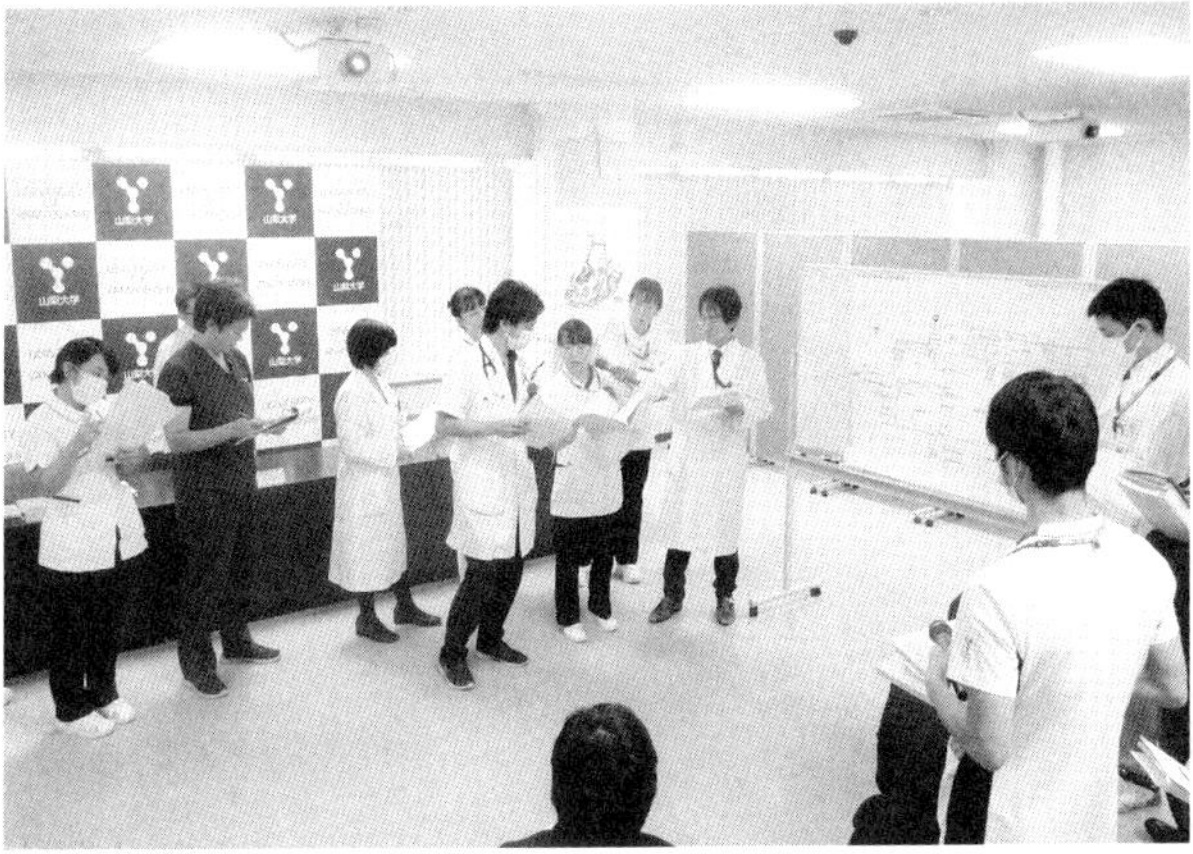

山梨大病院で2020年１月31日に実施された新型コロナ対策のための机上訓練
写真提供＝山梨大病院

国86の国立大学と国立の研究機関の長が集まる会であり、私は２０１５年から参加している。普段は国立大学の運営方針や教育・研究に関することが議題にのぼる。この日、すべての議題が終わったところで私は発言機会を求め、迫りつつあった新型コロナウイルス感染症による脅威を一刻も早く他の国立大学と共有すべく、感染拡大への懸念について必死に警鐘を鳴らした。しかし残念なことに、この総会の出席者は医療者ではない学長が多かったためか、全体的に白けた雰囲気が漂っていたことは否めなかった。

一方の山梨大病院は、１月31日に患者受け入れの机上訓練を行った。奇しくもこの日、ＷＨＯは「国際的に懸念される公衆衛生上の緊急事態」を宣言した。あまりに時機を逸した宣言だったことに疑いはなく、WHOがその後に国際的な信認を失うことになった要因の一つであった。反面、山梨大病院の机上訓練は、WHOのこの宣言に後押しを受けることとなり、テレビや新聞などに机上訓練の様子がとり上げられ、山梨大病院にとって県内に新型コロナウイルス感染症に関する情報周知をするまたとない機会となった。

同じ頃、県内に滞在していたバス運転手と同じバスのツアーガイドが、新型コロナウイルスに感染していたことが明らかになった。山梨県には中国人観光客に大人気の観光スポットである名峰・富士があり、春節を楽しむ中国人観光客は、今年も大挙して訪れていた。感染が明らかになったバス運転手とツアーガイドは、いずれも中国・武漢からのツアー客をバスに乗せていた。新型コロナウイルスという正体不明のウイルスは、ひたひたと山梨県に向かってきていた。

かつてない危機感は、私の中で日に日に高まっていた。

「ダイヤモンド・プリンセス号」

不意打ちで日本の危機は訪れた。2月5日、クルーズ船「ダイヤモンド・プリンセス号」での集団感染が判明したのである。「ダイヤモンド・プリンセス号」は、世界三大クルーズ会社である米国のプリンセス・クルーズが所有し、日本の長崎県で建造された豪華クルーズ船だ。[*1]乗客定員約２７００人、乗組員数１１００人の合計３８００人余りが昼夜を共にする、まさに一つの島といってもよいほどの大きな船である。２月１日に沖縄県の那覇港を出港した「ダイヤモンド・プリンセス号」には、乗客・乗員合わせて３７１１人が乗船していた。２月３日に横浜港沖に到着したものの、乗客・乗員合わせて７１２人のＰＣＲ検査陽性者が発生し、近隣の感染症指定医療機関はもとより、横浜港に近い感染症指定医療機関ではない周辺の病院を含めて患者の収容が追いつかない状況に陥っていた。この結果、首都圏を中心に、これまで前例のない広域の医療機関への患者搬送と受け入れが行われた。海から遠く離れた山梨県はしばらくの間、平穏だったが、２月11日からは県内医療機関で「ダイヤモンド・プリンセス号」の陽性患者の受け入れが始まり、いよいよ対岸の火事では済まされなくなっていた。

２月14日。長崎幸太郎・山梨県知事が直接、山梨大病院を訪問し、患者の受け入れを要請した。県知事自らが大学病院に足を運び、学長の私と病院長に協力を依頼するのは異例のことといっていい。武田病院長と共に即座に全面的な協力を約束した。病院でも着々と患者の受け入れ準備を進めていたが、この時点では県内発症の陽性患者は未だ発生していなかったことから、職員の危機感にはかなりの温度差があり、あからさまに受け入れを拒む態度をとる者もなくはなかった。陽性患者やその疑いのある患者を受け入れていくためには、新型コロナウイルスに関連する診療以外の一般診療の縮小を避けて通ることができない。そうなれば、日常の業務や病院経営への影響はかなりの規模になることが容易に想像できた。それらの影響に加えて、患者の受け入れには、「感染リスク」という切実な問題があった。

感染リスクを可能な限り低減していくためには、「ゾーニング」という対処が重要となる。ゾーニングの要点は、ウイルスの存在が論理的にありえない安全な「グリーンゾーン」と、ウイルスが存在する可能性がある危険な「レッドゾーン」を明確に分けて、この二つのゾーンが交差することがないようにきちんと区分けしていくことである。折しも「ダイヤモンド・プリンセス号」でのゾーニングは、神戸大学病院感染症内科教授の岩田健太郎医師から痛烈な批判にさらされていた。岩田教授は、2月18日にＹｏｕＴｕｂｅに動画を投稿し、「ダイヤモンド・プリンセス号」のゾーニングの実態を赤裸々に暴露していた。

山梨大病院では、陽性患者やその疑いのある患者と一般診療の通院患者の動線を分けるなどの徹底したゾーニングの対策をとることで、一般診療で通院する患者の感染リスクを心配のないレベルまで下げることは十分に可能と考えられた。このように、感染リスクを医学的に安全なレベルにまで下げられたとしても、陽性患者を受け入れたという事実そのものが、一般診療で通院する患者の間に感染リスクへの不安を生じさせることが懸念された。感染リスクに関する風評被害が生じると、病院の評判が落ちるという問題以上に、通院が必要な患者の受診の差し控えにつながることが懸念される。一般診療で通院する患者の大きな健康上の問題を惹起《じやっき》することが憂慮された。このような「感染リスク」は、患者だけの問題ではなく、医療者にとっても大きな問題であった。それというのも、陽性患者を受け入れることは、診療や看護にあたる医療者が感染するリスクを抱えることにほかならない。また、診療や看護にあたる医療者が感染リスクを抱えることは、感染による診療中断などで、一般診療で関わる患者にも影響がおよぶ可能性が否定できない。もちろん他の病院職員、家族などへの感染拡大の懸念も同時に生じることになる。このように感染リスクは患者と医療者の双方に大きな影響をおよぼすことから、高度先進医療の提供や大学病院でしか治療ができない難治性疾患等の治療にあたっている山梨大病院の立ち位置を踏まえて、新型コロナウイルス感染症患者の受け入れを県内の感染症指定医療機関に任せて、感染症診療以外の医療の提供で大学病院の役割を全うすべき、という意見が職員の中に根強くあった。これが２００２〜０３年のＳＡＲＳの流行時、山梨大病院では患者を一人も受け入れないことを決定せざるをえなかった要因であった。

私は学長として、武田病院長と共に病院職員のさまざまな声に耳を傾けながら、これら一つ一つの問題に丁寧に対応していく必要性を痛切に感じていた。それと並行して、病院職員の奮起を促すために、学長の立場で実現可能な大胆な決断が必要だと考えていた。何より、感染リスクを抱えて診療や看護にあたる最前線の医療者に決意のほどを示す必要がある。そう考えた私は、新型コロナウイルス感染症の患者対応に関わる病院職員に対して、時給1000円の特殊勤務手当を支給することを2月18日の学長決裁で決定した。「大学と大学病院が一丸となって取り組まなければ、このウイルスとの闘いに勝ち抜いていくことはできない。そのためには病院職員の力が、何が何でも必要だ……」

凛とした心持ちと溢れんばかりのやる気が、一気に胸に込み上げてきた。

そんな中、衝撃の知らせは不意に訪れた。感染制御部の井上修特任教授からの一本の電話だった。

「県内の医療機関に「ダイヤモンド・プリンセス号」からの受け入れ患者10人ほどが収容されているのですが、患者の一部に重症化の懸念が生じているため、山梨大病院への転院搬送が可能かどうかという要請を受けたのですが」

電話の向こう側の井上特任教授の緊張した声が、事態の深刻さを物語っていた。いよいよこのときが来てしまった――。焦る気持ちを落ち着かせるために一呼吸おいて、井上特任教授に「ダイヤモンド・プリンセス号」からの患者の受け入れを了解したこと、そして病院として最善を尽くすよう伝えた。

山梨大病院での1例目の患者の受け入れ

山梨大病院への転院搬送の受け入れ要請を行った医療機関には、感染制御部の井上特任教授が駆けつけた。そして井上特任教授からの報告で衝撃の事実が明かされた。

県内のとある医療機関が無症状ないし軽症を条件に「ダイヤモンド・プリンセス号」の患者10人を受け入れていたのであるが、患者が実際に到着してみると、肺炎を疑う患者が複数含まれていて、一部は重症化するおそれがあり、ＳＯＳを発していたのであった。

「10人もの患者を情報共有せずに受け入れるとはあまりにも無謀だ！」

私は、驚きを通り越して唖然とし、同時に怒りの念が込み上げてきた。山梨県は、２月12日に「ダイヤモンド・プリンセス号」の患者の県内医療機関での受け入れを公表していたが、受け入れた医療機関の名称等は公表情報に含まれていなかった。同日の長崎知事の記者会見では、患者を受け入れた医療機関を明らかにできない理由として、患者のプライバシーの保護と医療現場における混乱回避の二つが挙げられていた。もしそれが理由であるならば、県内の医療機関の中での情報共有は何らの支障もないはずだ。しかしながら実際には、県内に何人の患者が受け入れられていたのか、どこの医療機関に収容されていたのか、この時点では、全く把握できない状態であった。それでも、患者の受け入れは、県内のどこかの感染症指定医療機関で行われているものと考えていた。感染症法上の指定感染症である新型コロナウイルス感染症の患者を受け入れる態勢がとれるのは、設備の整った感染症指定医療機関のほかにはないからだ。この淡い期待は、井上特任教授からの電話で見事に打ち砕かれた。10人もの患者を受け入れていた医療機関は、感染症の患者を受け入れるとは思ってもみなかった医療機関であった。後から振り返れば、それだけ「ダイヤモンド・プリンセス号」の現場は切迫しており、受け入れ先の選定に苦労していたのだろうと思う。しかし事情を知る由もない当時は、後先を考えないあまりに無謀な患者受け入れに強い怒りを覚えていた。

山梨県からの情報提供はこの時点では非常に乏しく、県内医療機関同士の情報共有も各病院頼みの状態だった。同じ頃、隣県の長野県や静岡県では医療機関名は伏せられていたものの、県内で受け入れた患者の人数は公表されていた。全国的にみても都道府県による情報公開は一様ではなかった。このような事態に陥っていた理由として、感染症対策の司令塔が各都道府県にあり、情報公開に関しては、各知事の裁量による部分が大きかったことが挙げられる。知事に裁量があることは、全国的にみればバラつきが生ずるものの、マイナスの側面ばかりではない。北海道や大阪府は国の方針よりも踏み込んだ感染者に関する情報公開を行った。[*2] 未知のウィルス感染症に対する県民らの不安を、信頼できる情報公開により緩和を図り、同時に、情報公開を積極的に行う姿勢を示すことで、感染症対策の司令塔である県への信頼を高めたものと評価できる。プラスの側面のバラつきを生んだ大阪府などの事例は、当時の国の情報公開の姿勢が後ろ向きであったことを同時に示している。山梨県は、「新型コロナウイルス感染症患者発生時の情報の公表について」という情報公開の範囲と手順を設けて、県内発症1例目以降は積極的な情報公開に転じた。

県内のとある医療機関が一度に10人もの患者を受け入れるということは無謀というほかなかったが、山梨大病院は準備を進めていたこともあり、また、県内唯一の大学病院の使命として、1例目となる「ダイヤモンド・プリンセス号」の患者を受け入れることになった。とある医療機関からのSOSがあったその翌日、2月19日のことであった。

1例目の患者受け入れに向けて、感染制御部を中心に多くの病院職員が院内を奔走した。ウィルスが外部に漏れないよう、気圧を低くすることができる陰圧個室を一般病棟内に確保したり、他の入院患者との接触を避けるため、突貫工事で仮設の防護壁を設けたりして内部のゾーニングも徹底した。看護師は専門チームを組織し、医療者の感染を確実に防止するため、個人防護具（PPE）の脱着訓練を何度も行った。診療にあたる呼吸器内科の医師も決まり、病院全体の緊張感はこれまでになく高まっていた。日頃は患者や医療者で溢れる廊下はすっかり人影が消えた。そして1例目となる患者がPPEを着用した物々しい姿の医療者と共に移動し、無事に陰圧個室へと収容された。

1例目となる患者受け入れは感染制御部をはじめとする職員の奮闘により、無事に済んだものの、県内での情報共有体制の構築が急務となった。そこで武田病院長が県内の主な医療機関同士の連携の重要性を県内の医療機関に訴えた。幸いにも、第一種感染症指定医療機関である県立中央病院の神宮寺禎巳《よしみ》病院長の賛同が得られ、県内の8つの感染症指定医療機関が中心となって2月21日に第1回目の会合が山梨県庁で開かれた。

この会合によって県内の患者の受け入れ状況が初めて明らかとなり、関係者の間で情報が共有された。さらに入院先の調整を担う専門家会議の立ち上げも決定され、山梨大病院からも感染制御部の井上特任教授が参画することとなった。後追いであることは否めなかったが、山梨県の新型コロナウイルス感染症患者の受け入れ体制は徐々に整いつつあった。これまで以上に山梨大病院が県全体をリードしなくてはならない、とより一層気を引き締めていた矢先、次なる衝撃が病院に襲いかかった。

厚生労働省からの電話

２月下旬頃、横浜港に停泊していた「ダイヤモンド・プリンセス号」から乗客の下船が始まっていた。クルーズ船での新型コロナウイルス対応に関しては出口が見えはじめた報道も散見されていたため、一時は調整に難航していた船内での感染者の収容先も、おおむね目途が立ったのだろうと楽観的に考えていた。しかし一見、順調そうに見えたこの状況下でも、「ダイヤモンド・プリンセス号」の陽性患者や濃厚接触者への対応は、別の局面での難題に直面しようとしていた。

２月21日18時頃、県内８つの病院が集まる第１回会合に山梨大病院のメンバーが参加している最中、学長の私は病院である人物と電話で話をしていた。その電話の相手は、厚生労働省医政局総務課の堀岡伸彦・保健医療技術調整官（当時）だった。電話の向こうから聞こえてくる彼の声からは、ただならぬ気配が感じられた。

「実は、急ぎで相談したいことがあります」

冷静さこそ保たれていたものの、緊迫した様子は否めなかった。堀岡氏は、以前、山梨県の福祉保健部に赴任していたことがあり、当時、山梨大病院長だった私と接点があった。堀岡氏との付き合いは、彼が山梨県に赴任した２０１３年以降、足かけ7年余になる。この間、彼が本省に戻った後も、私は学長を務める傍ら、日本皮膚科学会理事長の任にあり、第２章以降で詳しく述べる日本専門医機構の設立に際して、立場は違いこそすれ、ずいぶんと熱く議論した仲でもあった。

電話口の堀岡氏は、続けてこう言った。

「山梨大病院で陽性患者を受け入れていただけないでしょうか」

国による「ダイヤモンド・プリンセス号」の患者の搬送調整は、神奈川県、東京都などの隣接県の医療機関だけでは、病床や医療者の数などの病院のキャパシティからすでに限界に達しており、広域での搬送が必要とされていた。

堀岡氏からの相談は、それだけにとどまらなかった。「ダイヤモンド・プリンセス号」に乗船していたのは、乗客だけではなかった。船内には、乗客の長期の滞在を支えていた乗務員が多数残されていた。また、横浜港に寄港後から、船内に入って、検疫や患者の搬送を行っていた厚生労働省や医療機関の関係者らが乗員、乗客と共に船内に足留めされていた。堀岡氏本人もその一人であり、橋本岳厚生労働副大臣や自見英子厚生労働大臣政務官らも含まれていた。幸いに皆、感染兆候は全くなく、医療機関への搬送はただちに必要とされる状況ではなかったが、常に乗客への対応を最優先にしていたため、万が一、感染が判明した場合の受け入れ先の目途は、全く立っていない状況であった。

携帯電話のスピーカーから響く堀岡氏の声に耳を傾けながら、私の胸の中で熱いものが込み上げてくるのを抑えきれずにいた。乗客の安全を守るために最後まで務めを果たそうとしている乗務員と、国を守るために粉骨砕身で尽くしている政治家や行政官の行き場を失わせるわけには絶対にいかない――。

「わかりました。全力を挙げて協力します」

国立大学の学長として、一介の医療者として、そして一人の人間として、今こそ立ち上がるときだと決意した。受け入れるか、受け入れないか、迷っている暇などなかった。

「ありがとうございます」

耳に響いた堀岡氏の声は、心なしかほっとしているように聞こえた。

電話を切った後からは、嵐のような騒ぎだった。山梨県の会合に出席していた山梨大病院のメンバーを呼び戻し、「ダイヤモンド・プリンセス号」からの陽性患者の受け入れに向けた緊急の会合を開いた。病院での議論は深夜にまでおよんだ。受け入れ病床の確保はどうするか、対応する人員はどうしたらいいのかなど、多くの現実的な制約や困難が山積していたが、「病院全体が一つのチーム」という山梨大病院に代々伝わるモットーを、今こそ体現すべきだという姿勢が会合に出席したメンバー皆に共通していた。

厚生労働省からの電話があってから約３日で一般病床の全11病棟のうち、1病棟（47床）を感染者受け入れ病棟に転換して、多人数の患者受け入れが可能になる体制を整えた。

「病院全体が一つのチーム」に

正直なことを言えば、初めは患者を受け入れることに病棟の診療科や看護師からの反発があるかもしれないという不安があった。だが幸いなことにいずれの診療科も、病棟の看護師も困難な状況を受け入れながらベストを尽くすことを惜しまなかった。

もちろんすべてが順風満帆だったわけでは決してない。約670名が所属する病院最大の組織である看護部は、最初の患者受け入れから特別チームの編成が必要となるなどの大きな負担を強いられていた。古屋塩美看護部長を中心に、副看護部長、病棟・外来の看護師長など、関係する看護師すべてが、ベストを模索しつつ、次々と襲いくる艱難辛苦に耐えていた。看護部の最大の問題は人員不足に尽きる。平時でも余裕がない人員配置の中で、特別チームへの看護師の拠出を迫られた病棟看護師長からの反発は相当なものだった。もっともこれは、高度で先進的な医療を提供している大学病院が安全な医療を提供するために譲ることができない、ぎりぎりのラインを巡る避けがたい攻防でもあった。何度も話し合いが行われ、紛糾する中で流れる涙も少なくなかった。そのような辛苦を乗り越えながら、看護部の皆で問題解決が進められていった。

感染制御部にとっても苦難の連続だった。感染制御部は、山梨大病院の感染症対策において中心的な役割を果たす部署であり、今回の新型コロナウイルス感染症対策においても武田病院長と共に病院の先頭に立っていた。感染制御部は、担当副院長である波呂浩孝部長を中心に、感染症の専門家である井上修・特任教授、感染管理専門看護師の窪川佳世・看護師長と入倉悠・副看護師長、臨床検査技師の内田幹・主任臨床検査技師と荻原真二・主任臨床検査技師、薬剤師の松村大樹・薬剤主任と荘司智和・薬剤師の合計８名で構成されている。波呂部長と井上特任教授は、院内のさまざまな対応はもちろん、県や医師会などの対外的な対応にも追われ、特に井上特任教授の電話は、昼夜を問わず鳴りやむことがなかった。窪川看護師長や入倉副看護師長は、医療者の感染防止と院内感染拡大防止のために日夜奔走した。臨床検査技師の荻原主任臨床検査技師は、山梨大病院が誇るＰＣＲ検査体制の構築に粉骨砕身取り組んでいた。薬剤師の松村薬剤主任と荘司薬剤師も、治療に必要な薬剤に関する対応に日々追われていた。一人一人のスタッフが連日の渦中、疲労の色が濃くなる中でも、粘り強く、日々の困難を乗り越えていった。

検査部は縁の下の力持ちとして、そして病院の守護神として、今回の新型コロナウイルスとの闘いで大きな役割を果たした。井上克枝部長の下、感染制御部にも所属する荻原主任臨床検査技師は、要《かなめ》となるＲＴ（リアルタイム）－ＰＣＲ検査でその他の遺伝子検査室所属の臨床検査技師らと共に、休日も返上しながら円滑な検査体制の構築と、質の高い検査のために奔走した。ＲＴ－ＰＣＲ検査は、検査部が日々行っている多くの検査のごく一部であり、検査部は、ＲＴ－ＰＣＲ検査以外にも平時から数多くの検査を担当している。山梨大病院が新型コロナウイルス感染症への備えを始めた1月下旬以降、通常の検査体制に加えて、ＲＴ－ＰＣＲ検査で大幅に負担が増加した遺伝子検査室所属の臨床検査技師をサポートするため、検査部全体でワークシフトを調整し、当直を交代するなど総力戦で新型コロナウイルスとの闘いに臨んできた。日本初の新型コロナウイルスによる髄膜炎・脳炎患者の診断や、乳児の新型コロナウイルス感染の診断は、こうした献身的な検査部の体制があってこそ成しえたものであった。

放射線部も大きな苦労を強いられた部門の一つだ。20歳代の新型コロナウイルスによる髄膜炎・脳炎の患者も、乳児の感染例のいずれも、ＰＣＲ検査の契機はＣＴ画像検査の肺炎像であり、結果として両方の症例で、4人の放射線技師とＣＴに関わっていた2人の看護師の濃厚接触者が出て、14日間余の休職を余儀なくされた。放射線部は大西洋部長の下、佐野尚樹技師長と4月以降は相川良人技師長らが中心となって、新型コロナウイルス感染症への対応を進めていった。肺炎像は、新型コロナウイルス感染症を疑う所見として重要であり、重症化リスクの見極めや入院の要否を判断する場合にも威力を発揮する。そのため、感染を疑う患者ではできるだけ多く画像検査を実施したいが、一般診療と新型コロナウイルス感染症の画像検査の両立は容易ではない。時間帯を調整し、両者の患者の動線が万が一にも交差することがないように、細心の注意を払いながら検査を進めていった。

薬剤部も種々の難しい問題を抱えていた。新型コロナウイルス感染症の専用病棟への薬剤の供給がその一例だ。ゾーニングを徹底するため、汚染エリアに入る薬剤カートが清浄エリアに戻ってくることがないように、万全の供給体制を整えた。また、乳児の感染例では、ＩＣＵの薬剤師１人が濃厚接触者として休職した。新型コロナウイルス感染症に対する確立した治療薬がない中で、現場ではさまざまな薬剤使用の模索も続き、ロピナビル・リトナビル配合錠（カレトラ）やファビピラビル（アビガン）、シクレソニド（オルベスコ）などの治療薬候補の薬剤の確保に、鈴木正彦部長や薬剤部のメンバーが奮闘した。

医療の質・安全管理部は、木内博之部長の下、ゼネラルリスクマネジャー（ＧＲＭ）と呼ばれる専従の看護師２人、医師１人、薬剤師１人が、最前線に立つ武田病院長や感染制御部の側方支援を担っていた。今回のコロナ対応で、病院では感染制御部と院内各部署との情報連携が課題の一つだった。逐次変化する情報を関係者に漏れなく周知することは、言うは易く、行うは難しである。現場の問題を感染制御部に上げ、感染制御部の判断や決定を仰ぐこととなるが、即断を求める現場からの電話で感染制御部の井上特任教授や窪川看護師長の電話はあっという間にパンクした。焦る現場と、飽和状態の感染制御部との間

図1　病院組織図

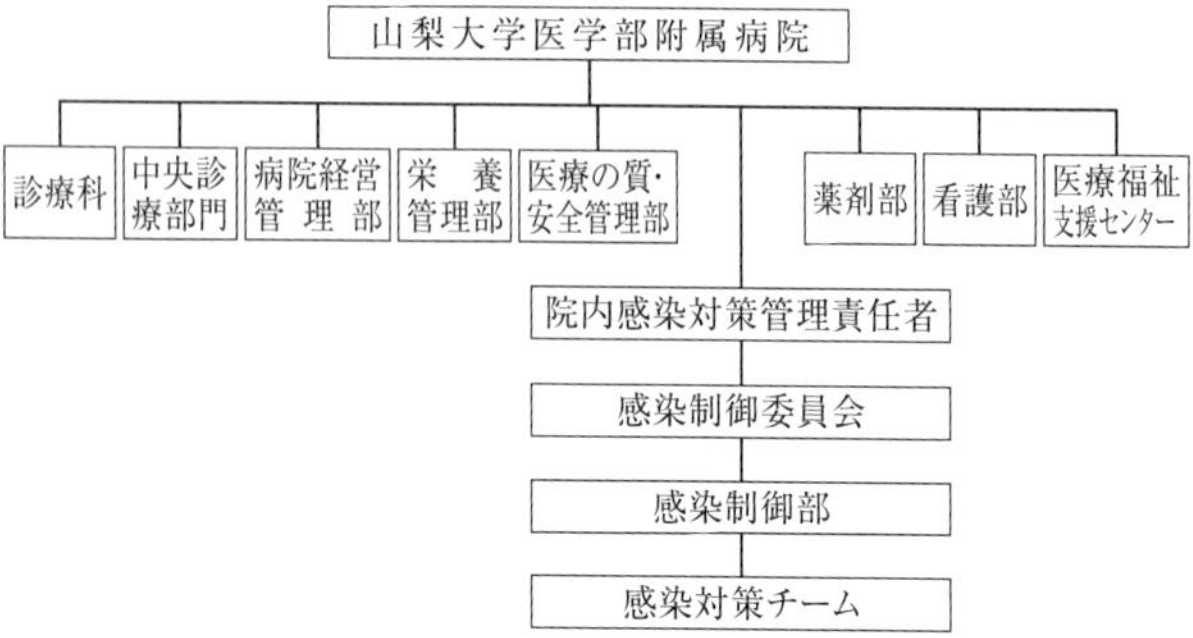

をつなぐのが、日頃から院内のよろず事に対応している医療の質・安全管理部の役割であった。リスクマネジャーなどは院内各所にアメーバのように広がる情報網を巧みに活用しながら、メーリングリストなどの情報共有ツールの構築を進めていった。のちに武田病院長の指示により、感染制御部の隣の部屋に「情報共有室」が開設され、院内外の多様な情報を一覧できるように整理して、関係者が集合して情報交換ができるようになった。この施策により、院内各所との情報共有が格段に向上した。一時は殺伐としていた院内の空気も情報交換の円滑化により和らいでいった。

そのほかにも院内すべての診療科や部門が、それぞれ最善を尽くしながら困難な状況を乗り越えようとしていたが、今回の取り組みの中で決して忘れてはならない部門が事務部門である。診療科の医師や看護師などの最前線に立つ医療者と共に常に最前線にあったのは、医事課や総務課などの複数の課にまたがる事務職員の姿であった。新型コロナウイルス患者の入院時や検査時の移動に際しては、ゾーニングの徹底のために、角々に立って人払いをする事務職員の姿があった。夜遅くの入院受け入れでも、朝早くからの会議のための会場確保でも、事務職員は全力で対応した。また、4月の人事異動で所属が変わったにもかかわらず、円滑な業務遂行のために課の壁を越えて、事務職員の根本栄一を感染制御部に配属することを容認した。このことは、「情報共有室」の設置と並んで、感染制御部と現場との橋渡しに非常に大きく貢献した。そして新型コロナウイルス感染症への対応では、専用病棟の整備など必要とされる出損《しゅつえん》も半端な額ではなく、同時に診療縮小による収入減という経営上のダブルパンチが襲ってきた。病院経営企画課の佐藤康樹課長の忍耐と尽力なしに、この経営上の困難を乗り越えることはできなかった。

こうした病院全体を挙げた取り組みを経ながら、「ダイヤモンド・プリンセス号」からの患者受け入れ体制は、週末をはさんで実質3日で準備が整った。あとは患者の搬送を待つのみとなっていたが、受け入れを予定していた前日までに、藤田医科大学岡崎医療センターが128人の患者受け入れを行っていたため、予定していた日の患者の搬送は結局なくなり、山梨大病院での「ダイヤモンド・プリンセス号」からの患者の受け入れは最終的に6人にとどまった。その後も発熱外来を設置するなど、感染拡大状況を見据えながら、あっという間に2月が過ぎていった。

「ダイヤモンド・プリンセス号」での感染拡大はクルーズ船内という特殊な環境が事態を大きくした。さらに、日本国内で感染が広まりはじめた頃と重なり、全国の医療機関の受け入れ体制も十分には整っていなかった。これらの要因が重なり合ったために現場では、パニックに近い状態が引き起こされていた。もちろん、今回の新型コロナウイルスのように人類が初めて遭遇するウイルスに対しては、試行錯誤を重ねながら対処を進めていくしかないというのが避けがたい現実だ。誰一人明確な先行きが見通せない状況の中で、政治家や行政官などの関係者も最善を求めて苦悶を続けていたことには疑いがない。

山梨大病院も、さまざまな困難に直面しながら、病院職員が工夫を積み重ねて、なんとか体制を構築することができた。もちろん、一枚岩になるまでには相応の時間を要し、学長という強力なリーダーシップをもってしても、即座に体制を整えるのは難しいと実感したのも事実だ。「ダイヤモンド・プリンセス号」のように、多国籍の乗客や乗員らを相手に高度な制限を伴う感染予防施策を徹底することには、高いハードルがある。グローバル化を肌身で実感した今回の新型コロナウイルス感染症の経験から得たことは、これから先に起こりうる未曽有の感染症の拡大に備えて、「ダイヤモンド・プリンセス号」のような密閉された空間で多国籍の人が密集するような、非上に困難な状況をも見据えた感染症対策を講じていかなければなるまいということだ。

院内感染を防げ！

３月もあっという間に過ぎ去っていった。何かと立て込む年度末は、学長として数々の業務に追われることが多く、時が過ぎ去るのが速く感じられるが、新型コロナ禍に襲われた今年は、例年よりもさらに一層、速く感じた。

明日から新年度が始まろうとしていた３月31日。久しぶりに早く帰宅できてゆっくり過ごしていた私は携帯電話の呼び出し音で、一気に現実に引き戻された。電話の声の主は武田正之病院長だった。

「乳児が心肺停止の状態で救急搬送されたのですが、ＰＣＲ検査の結果が、陽性でした」

武田病院長の声は心なしか元気がなかったが、終始、緊張感もあり、いつもながらの冷静な態度を感じさせた。

「わかりました。すぐに病院に向かいます。いつも通り、冷静かつ確実な対応を心がけてください」

普段と変わらないこんなやり取りを交わしたと記憶しているが、乳児のＰＣＲが陽性という衝撃のフレーズが頭の中を駆け巡っていた。

心肺停止状態で救急搬送された8ヵ月の乳児から新型コロナウイルスが検出されたこの症例は、このウイルスがわれわれの想像よりも広く、そして根深く蔓延していることを物語っている。

当初、この8ヵ月の乳児には感染を疑う事情はなかった。外出も買い物程度で、同居する家族にも感冒症状はなかったと報告されている。そのような状況下で、小児科医師がPCR検査に踏み切った唯一の決め手は、乳児の胸部CT検査の画像所見であった。乳児が山梨大病院の救急外来に到着し、蘇生に成功したのちに撮像した胸部CT検査の画像で、肺野にわずかな顆粒状の陰影が認められていた。心肺停止の原因かと問われると、その可能性は極めて低い肺野の陰影であった。ただ、小児科医が気にかけていたのは、乳児の救命に関わっていた数多くのスタッフのことだった。万が一でもこの胸部CT画像の陰影が新型コロナウイルスによるものだったら、大規模な院内感染につながる可能性を完全には否定できない。

判断に逡巡《しゅんじゅん》したこの小児科医師は、チームリーダーの医師と小児科科長の犬飼岳史教授にPCR検査の実施をすべきか相談した。当時まだ6例にとどまっていた山梨県内のPCR検査陽性者の状況を鑑みて、乳児が新型コロナウイルス感染症に罹患している可能性は低いとして、診療科内でもPCR検査実施について反対する意見もあったが、犬飼教授は現場を担当する小児科医の判断を尊重し、ＰＣＲ検査を指示することを決断した。

私が駆けつけた感染制御部は騒然としていた。武田病院長をはじめ、波呂浩孝感染対策委員長、小児科の犬飼教授、第二外科の中島博之教授と感染制御部、医療の質・安全管理部のメンバーが集まり、濃厚接触者の判断を保健所に仰いだり、就業停止中の職員の待機場所の確保に奔走したりと電話の対応や個別の相談に追われていた。

新型コロナウイルス感染症に関連して休診や診療縮小を余儀なくされた医療機関に共通する難題が濃厚接触者の判断であった。濃厚接触者の判断は一筋縄にはいかない。一例を挙げれば、乳児はＰＣＲ検査を受ける前にＣＴ検査を受けており、担当した放射線技師を濃厚接触者として扱うか否かは難しい判断だった。「医療従事者の曝露《ばくろ》のリスク評価と対応」という目安が日本環境感染学会から出されていて判断の参考にはなる。これを個々に当てはめながら判断する場面では、医療者個人の記憶が頼りとなるが、心肺蘇生などの救命現場では、混乱した慌ただしい状況の中で記憶自体があいまいになる。個々の記憶をたどりながら、院内感染への拡大防止という目的を踏まえて、疑わしい場合は濃厚接触者と判断する方向に考えざるを得ない。濃厚接触者だと判断することは、医療現場のパフォーマンス低下に直結することから、苦渋の決断であり、山梨大病院でも判断に際してさまざまな意見があった。最終的には保健所と綿密に情報共有し、判断を仰ぎながら、一人一人濃厚接触者かどうかを丁寧に判断していった。

その日の21時からは病院運営委員会のメンバーを中心とした緊急連絡会議が始まった。小児科の医療体制を維持できるのか、救急医療やＩＣＵはどうなるのかなど直面した喫緊の課題が話し合われた。翌朝11時にも全員参加の会議を開いて立案した対策を確認し、抜けや漏れがないか慎重に検討した。

年度末と新年度初日をまたぐ大きな節目の中で人事異動も重なり、混乱が生ずることが予想されたが、1月末からの危機事態の対処を着実に積み重ねてきた職員一人ひとりの真摯な対応により、大きな混乱はなんとか避けることができた。

乳児が陽性だと判明されたのち、ただちに47人もの医療者を第一線から14日間、離脱させることになった。その内訳は、医師18人、看護師20人、コメディカル（医師・看護師以外の医療従事者）7人、事務職員2人だ。なかでも8人が就業制限となった小児科、4人が対象となった救急部、15人の看護師が対象となったＩＣＵの影響が深刻で、特に高度急性期病院である山梨大病院にとって、ＩＣＵでの多くの看護師が不在となるのは全診療科に影響がおよぶ重大な事態だった。そこで、ＩＣＵを頻繁に利用する診療科を中心に調整を図り、ＩＣＵの診療縮小の影響が最小限になるよう努めた。救急診療と小児科診療に関しては、県内の他の医療機関からの手厚い支援を得て診療継続が可能になった。

このように甚大な影響があったが、乳児のＰＣＲ検査実施という英断は眼前にまで迫っていた危機から山梨大病院を救ったことに疑いがない。もし、ＰＣＲ検査をせずに無防備なまま乳児の治療が継続されていたら、多くの医療者と患者を新型コロナウイルスの危険にさらし、診療機能の大幅な低下につながるおそれもあった。県内唯一の特定機能病院である山梨大病院は、県内での爆発的な感染拡大局面で、重篤、重症の患者受け入れが可能な数少ない医療機関の一つである。その山梨大病院が大幅な診療機能低下に陥ったならば、県全体に甚大な被害を生じさせることにつながりかねない。このＰＣＲ検査は迫りつつあったリスクを水際で食い止めた救世主であった。

医療者のリスク感性を高める

山梨大病院が乳児の感染を診断できた理由は、髄膜炎・脳炎の20歳代患者の時と同様に、現場の医療者のリスク感性が発揮されたためであると私は考えている。

2月26日以降、山梨大病院は感染症指定医療機関ではないにもかかわらず、一般病棟の全11病棟のうち1病棟（47床）を「ダイヤモンド・プリンセス号」からの患者受け入れに備えて、感染者の受け入れ専用病棟として運用を開始した。3月30日からは、２０１５年に新病棟に移転したときに休止させていた病棟（約50床）のメンテナンスと造作を完了させ、病院全体の稼働率を通常の8割未満にまで抑制した上で、それまでの専用病棟に代わる新たな専用病棟として稼働を開始した。正直に言えば、これらの取り組みに伴う経営への影響は甚大だった。専用病棟のメンテナンスや造作にかかる費用は病院の持ち出しである上に、看護師の専門チームの人員を確保するために稼働率を低下させることで、著明な収入減少に見舞われる。避けて通れない新型コロナウイルスとの闘いのためとはいえ、山梨大病院全体におよぼす影響は計り知れなかった。

看護師の配置についても、古屋塩美看護部長や副看護部長、各病棟師長らが難題を辛うじて乗り越えながら対応しているのが現実だった。最初の専用病棟は、一般病棟を転換した上で運用を開始したため、所属のスタッフは一般病棟の看護から、急転直下で新型コロナウイルス感染症の患者の看護に直面することとなった。感染への不安、家族や最愛の人にまでおよぶ影響、いわれのない差別や偏見への慄《おのの》きなど、当時、専用病棟に所属していた看護師の心労や苦悩は筆舌に尽くしがたいほどだった。病棟師長は所属している看護師らと膝を突き合わせて何度も話をした。不安に苛まれ、理不尽さに憤る感情の高ぶりを一心に受け止め、看護師一人一人の中に宿る使命感を支え続けた。

このように病院全体が踏ん張りながら取り組みを続けていたのは、県内で先頭に立って対応するという強い使命感があったからだ。そして、病院に代々伝わるモットー「病院全体が一つのチーム」が、職員一人一人の中に浸透していたことも大きかった。

医療の現場は、モットーや現場の体制に支えられながらも、検査や薬も欠かすことができない。山梨大病院が医療崩壊を回避できたのは何といっても院内のＰＣＲ検査体制に負うところが大きい。山梨大病院の検査部は、私と武田病院長の指示の下、１月下旬からＰＣＲ検査体制の構築に取りかかった。感染制御部にも所属する荻原主任臨床検査技師が中心となり、井上克枝検査部長の指揮の下、検査部が一丸となって、ＰＣＲ検査の件数の増加、円滑化に向けて絶え間ない取り組みを続けてきた。採取された検体でＰＣＲ検査を実施するまでには、準備の段階として、ウイルスの遺伝子の役割を果たしているＲＮＡ（リボ核酸）を抽出する過程や、ＰＣＲ反応液を作製する過程などがある。これらは、正確で質の高いＰＣＲ検査を行う上で不可欠な段階であり、その煩雑さの故、ＰＣＲ検査を実施していく上でのボトルネックとなる。ちなみに日本全体でＰＣＲ検査件数が低迷した大きな理由の一つもここにある。煩雑なＰＣＲ検査の準備段階も含めて、検査の一連の流れを丁寧に構築し、関わる人材を育成し、新しいＰＣＲ機器などの導入といった複合的な取り組みこそが、ＰＣＲ検査体制の構築の全体像である。これは一日にしてなるものではない。院内感染を絶対に起こさないために臨床検査技師として何ができるか。それを必死に模索する中で、検査の感度を上げる努力を続けつつ、一刻も早く結果を報告する工夫を積み重ねてきたことが、山梨大病院が誇るＰＣＲ検査体制に結実した。

そしてここまで述べてきた現場の努力を裏打ちしているのが、大学病院ならではの強みである「アカデミズム」である。このアカデミズムに立脚して、現場の職員が日々の取り組みを続けてきたことが、髄膜炎・脳炎患者や乳児の感染における重要な場面での的確な診断につながっていたと確信している。

ＰＣＲ検査の不十分な体制は〝日本の恥〟

制限されたＰＣＲ検査

政府の新型コロナウイルス感染症対策専門家会議は、ＰＣＲ検査の積極的活用には否定的な立場であった。「新型コロナウイルスを検出できる唯一の検査法」と認めつつも、「必要とされる場合に適切に実施する」と述べるにとどまり、事実上、重症者に限る高度な制限的運用がまかり通ってきた。

しかし、その後の感染状況、経済の混乱などから鑑みると、日本のＰＣＲ検査の実施体制はあまりにもお粗末すぎた。私はそのような日本の状況を〝日本の恥〟として表現してきた。少々辛辣な表現かもしれないが、国民の不安や社会の混乱を踏まえると〝恥〟といってもよいくらいだと思っている。

そもそもPCRとは、Polymerase Chain Reaction（ポリメラーゼ連鎖反応）の頭文字をとった呼称であり、遺伝子情報を担うDNA（デオキシリボ核酸）の特定の領域を増幅して検出する手法である。[*3] 汎用性が高い手法で、医療では癌やHIVウイルスの研究・診断、食品分野での遺伝子組み換え作物の検定や、親子鑑定、犯罪捜査など幅広く用いられている。[*3] 特に最近では、PCR反応中の増幅産物をリアルタイムでモニタリングするリアルタイムPCR（RT-PCR）と呼ばれる手法が広く用いられるようになり、標本中にDNAが存在するかの判定だけでなく、DNAと同じ核酸のRNAの定量解析も可能となった。[*3]

新型コロナウイルスは、遺伝子としてRNAを持つウイルスであり、RT-PCR検査を行うことで、ウイルス量が少なくても迅速かつ高い精度でウイルスを検出することが可能になる。[*4] もちろん、精度の高い、RT-PCR検査であっても、患者から採取した検体に含まれるウイルス量が少なすぎて検出限界を超えていたり、適切な検体採取が行われなかったりするなどの事情で、本来陽性であるはずの検査の結果が陰性と判定されてしまう場合も生じうる。検査実施のタイミングにもよるが、陽性と判定される割合は最大でも約80

%とされており、本来ならば陽性と判定される患者が陰性と判定されてしまう偽陰性という問題は、ＲＴ－ＰＣＲ検査が臨床で用いられる検査である以上、避けることができない。[*4]

では、ＲＴ－ＰＣＲ検査と並んで、新型コロナウイルス感染症の検査手法として挙がったウイルス抗原検査や抗体検査はどうか。ウイルス抗原検査は、ウイルスに特徴的なたんぱく質を検出する方法で、季節性インフルエンザなどでも用いられているイムノクロマト法が一般的である。検体の運搬も不要で、30分程度の短時間で結果を判定できることから、ＲＴ－ＰＣＲ検査が思うように増やせなかった日本では特に期待が高かった。しかし、ＲＴ－ＰＣＲ検査と比較して、ウイルス量が多くないと検出できない。したがって、陽性にもかかわらず陰性と判定される偽陰性の割合はＲＴ－ＰＣＲ検査と比べて格段に高くなる。結局のところ、抗原検査で陰性と判定されても、診断確定にはＲＴ－ＰＣＲ検査が必要とされることから、[*5]最初からＲＴ－ＰＣＲ検査ができるのであれば抗原検査をわざわざとり上げるまでの必要はないのが現状である。一方の抗体検査は、血液中のウイルスに対する抗体を検出する方法で、新型コロナウイルスに特異的な抗体を検出できれば、被験者の感染を証明できる。しかしながら、特異抗体の検出には感染後２～３週間の時間が必要であるため、[*5]市中の感染蔓延状況を知るためには有益な検査であるとしても、目の前の患者が今、隔離を必要としている状態か否かの判断にはほとんど役に立たず、結局のところ、Ｒ

Ｔ－ＰＣＲ検査に頼らざるを得ないのが現実である。

４月７日時点で厚生労働省は「新型コロナウィルスに関するＱ＆Ａ」の中で、ＰＣＲ検査の必要性の判断に関しては、「渡航歴や患者との接触歴などから、都道府県が必要と判断した場合に検査が行われます」として事実上の制限を加えていた。また、都道府県によるＰＣＲ検査対象者を重症者に限った極端な制限的運用も、一部で報道されていた。一例を挙げれば、埼玉県さいたま市の保健所長が４月10日に、新型コロナウイルス感染の有無を調べるＰＣＲ検査の対象選定に関して「病院に患者が溢れるのが嫌で（検査対象の選定を）厳しめにやっていた」と発言したことが報道された。[*6] のちに誤解を招く表現だったとして、市長から厳重注意されたそうだが、誤解を招くというよりも、この頃の日本全体が医療崩壊への懸念を口実にＰＣＲ検査を制限していた一端が示されたにすぎない。極端な制限的運用によってＰＣＲ検査をこれほどまでに避けてきた日本の実情は国際的にみてどうなのか。〝日本の恥〟とまで日本のＰＣＲ検査の実態を表現した以上、責任を持ってその根拠を示していきたい。

途上国レベルの日本のＰＣＲ検査実施件数

米国のジョンズ・ホプキンス大学はホームページで日々、新型コロナウイルスに関する

表1　日本と主な国のPCR陽性患者数と死亡割合（抜粋）（4月11日時点）

順位（0−120）	国／地域名	PCR陽性患者数（A）（人）	死亡者数（B）（人）	死亡割合（B/A）（%）	人口10万人あたり死亡者数
1. PCR陽性患者数が日本と近似する国・地域					
26	ノルウェー	6,409	119	1.90	2.24
27	ポーランド	6,356	208	3.30	0.55
28	オーストラリア	6,303	57	0.90	0.23
29	デンマーク	6,191	260	4.20	4.48
30	日本	6,005	99	1.60	0.08
31	ルーマニア	5,990	291	4.90	1.49
2. 死亡割合が日本と近似する国・地域					
88	パキスタン	5,011	86	1.70	0.04
88	フィンランド	2,905	49	1.70	0.89
90	日本	6,005	99	1.60	0.08
90	マレーシア	4,530	73	1.60	0.23
90	キプロス	616	10	1.60	0.84
90	台湾	385	6	1.60	0.03
94	カメルーン	820	12	1.50	0.05
94	ダイヤモンド・プリンセス	712	11	1.50	−

JOHNS HOPKINS CORONAVIRUS RESOURCE CENTERよりデータを引用

データを公表している。同大学は、米国のメリーランド州ボルティモアにある私立大学で、全米屈指の医学部を持つ。なかでも感染症などの公衆衛生の研究を強みとし、ノーベル賞受賞者も多く輩出している名門大学だ。

まずは、表1を見てほしい。ジョンズ・ホプキンス大学が公表しているデータの一部を抜粋し、われわれ独自に表を作成したもので、世界120の国と地域のうち、PCR陽性患者数と死亡割合（PCR陽性患者数に占める死亡者数）が日本と近似する国・地域を挙げている。4月11日時点の日本のPCR検査陽性患者数は120の国と地域の中では30位だった。死亡割合は、

1・6％と90位であり、今回のコロナ対応で世界的に高い評価を集めている台湾と並んで日本も健闘しているようにみえる。

では、日本のＰＣＲ検査数の実態は他国と比較してどうだろうか。英国のオックスフォード大学が更新している Our World in Data のデータに基づいて人口1000人当たりのＰＣＲ累積検査数を算出したところ、患者数が世界一となった米国でのＰＣＲ検査数は、4月11日時点で日本の13・6倍、第3位のイタリアは27・5倍、第6位の英国は6・8倍と圧倒的に多い検査実績だった。また、第4位のフランスはデータが入手できた4月7日時点で11・6倍、第5位のドイツは4月5日時点で45・2倍である。第2位のスペインはデータがなく、比較できなかったが、患者数が上位にある6ヵ国のうち、5ヵ国までが日本の6・8〜45・2倍のＰＣＲ検査実績を有していた。しかし、これらの国は日本よりも桁違いに患者数が多いため、その分、ＰＣＲ検査数も多くなることから、このような比較は適切でないという批判もあるだろう。

そうした声も踏まえて、今度はＰＣＲ陽性患者数や死亡割合が日本の数値と近似する国や地域のＰＣＲ検査数を参考にしながら検討を進めていこう。

図2はオックスフォード大学のデータに基づいて、3月20日から4月11日までの期間に実施された経時的な人口1000人当たりのＰＣＲ累積検査数の推移を示したものだ。対

図2　PCR陽性患者数や死亡割合が日本と近似した国のPCR検査数
(3月20日-4月11日)

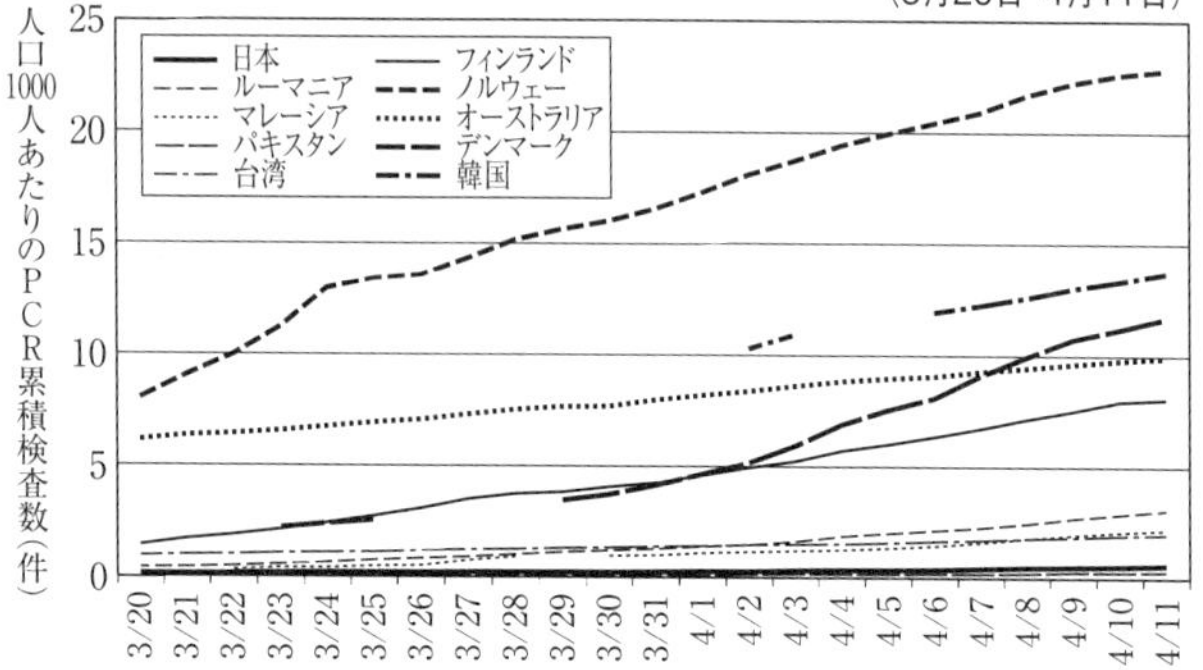

Our World in Dataよりデータを引用

象とする国と地域は、４月11日時点でＰＣＲ陽性患者数が日本と近似する国や地域から、ノルウェー、オーストラリア、デンマークとルーマニアを選出し、データを入手できなかったポーランドは除外した。また死亡割合が近似する国や地域からは、パキスタン、フィンランド、マレーシアと台湾を選び出し、データを入手できなかったキプロスとカメルーンは除外した。また、ＰＣＲ検査体制で世界的な注目を集めた日本の隣国である韓国も含めた。元データの欠損のため、グラフの一部の線が途切れているが、前後の関係からトレンドは読み取ることができる。

ＰＣＲ検査数はノルウェーが最も多く、次いでオーストラリア、韓国、デンマーク、フィンランドと続いた。一方、日本はルーマニア、マレーシア、台湾、パキスタンなどと共に低位のグループ

図3　報告症例数や死亡割合が日本と近似した国のPCR検査数
(2月26日-4月11日)

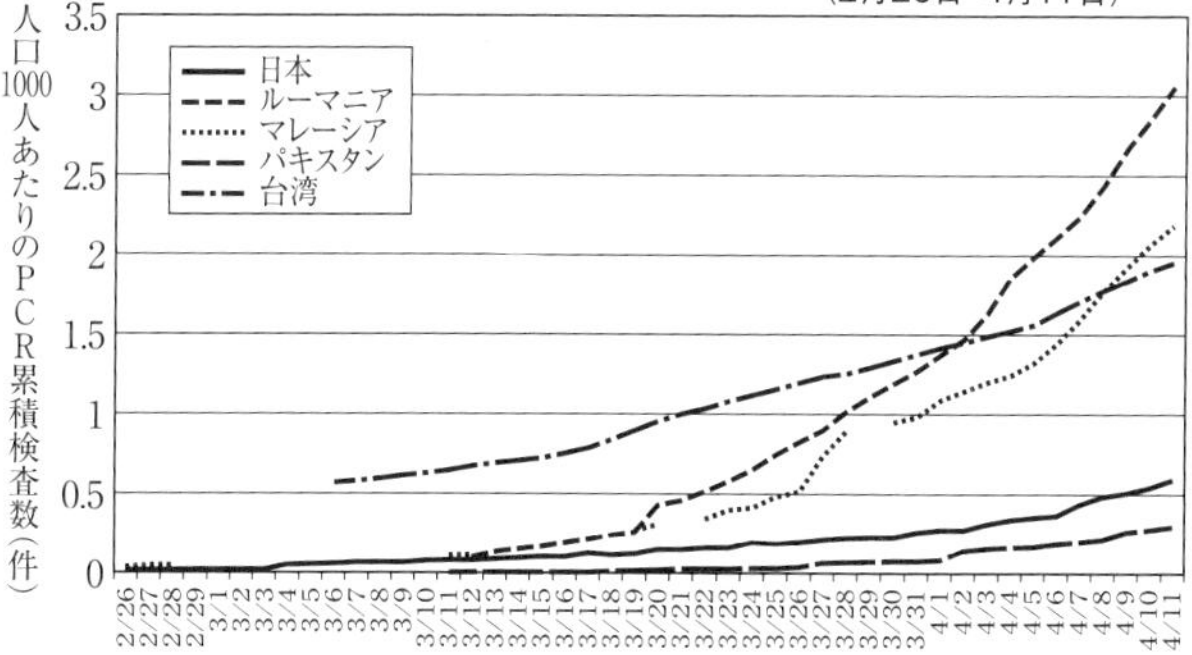

Our World in Dataよりデータを引用

にあり、ＰＣＲ検査の制限的運用の実態が如実に表れている。

そして図３は、図２内で低位にある５ヵ国や地域に限定して、図２と同様に人口１０００人当たりのＰＣＲ累計検査数の経時的な推移を示したものだ。ルーマニアとマレーシアはいずれも右肩上がりの推移を示し、ＰＣＲ累積検査数が比較的短期間のうちに増加している。しかし、日本は、台湾やパキスタンと似たなだらかな変化を示しており、増加が緩やかだ。では日本と台湾は同じ水準かというと、台湾は、３月６日時点で日本の約10倍のＰＣＲ累計検査数であることから、当初からの水準が日本とは全くかけ離れている。

これらの二つの図が示しているのは２～４月の日本の現状は、パキスタンに最も近似していたという厳然たる事実だ。パキスタンは医療の質の指標である、Healthcare Access and Quality（HAQ）Index（この指標は1〜100の数値で示され、高い数値のほうが医療の質の点からは望ましい）が43という低値の国であり、89という高い水準にある日本とは大きな隔たりがある。[*7] 事実、パキスタンの医療体制は日本のそれと比べると遅れをとっているのは否めず、両国間の経済的な格差からも理解に難くないことと思われる。基盤となる医療提供体制にこれほどの大きな隔たりがあるにもかかわらず、新型コロナウイルス感染症に対するPCR検査の実施数に関しては、医療資源に制約のあるパキスタンと同等の水準にあるのがこの当時の日本の置かれた現実であった。

見過ごされた患者

日本のPCR検査体制が数値の面からも明らかに不十分な体制であったことはよくおわかりいただけたことだろう。それではそのお粗末な体制が東京や大阪などの大都市圏の患者数増加とどのように関連していると考えられるのか、データの分析を交えながら考えていきたい。

表2は、ジョンズ・ホプキンス大学が日々更新している新型コロナウイルスに関する4月11日時点のデータに基づき、著者らが作成したものだ。58頁でも触れたが、日本のPCR検査陽性患者数は、4月11日時点で、集計対象の120の国と地域の中で30位であり、

表2　日本と海外の主な国のPCR陽性患者数と死亡者数、死亡割合（抜粋）

国	PCR陽性患者		死亡者			人口10万人あたりの死亡者数
	人数（A）（人）	順位［0−120］	人数（B）（人）	割合（B/A）（%）	順位［0−120］	
日本	6,005	30	99	1.6	90	0.08
イスラエル	10,743	18	101	0.9	108	1.14
オーストラリア	6,303	28	57	0.9	108	0.23
カタール	2,728	45	6	0.2	122	0.22
シンガポール	2,299	49	8	0.3	120	0.14
ニュージーランド	1,312	61	4	0.3	120	0.08

JOHNS HOPKINS CORONAVIRUS RESOURCE CENTERよりデータを引用

死亡割合は１・６％であった。死亡割合は今回の新型コロナウイルスの対応に関して評価されている台湾と並んで90位に位置しており、日本は比較的健闘しているようにみえる。

しかし、「新型コロナウイルスを検出できる唯一の検査法」であったＰＣＲ検査件数が途上国レベルの少なさである以上、日本のＰＣＲ陽性患者や死亡者の数が実相を反映しているかははなはだ疑問である。まずはこの点を検証していきたい。

表２をもう一度見ていただきたい。表には、医療の質（HAQ-Index）指標が日本と近く、かつ、死亡割合が日本より低い５ヵ国（イスラエル、オーストラリア、カタール、シンガポール、ニュージーランド）のＰＣＲ陽性患者数、死亡者数、人口10万人当たりの死亡者数を示した。日本の HAQ Index 指標は89、オーストラリアは88、イスラエルとシンガポール、ニュージーランドは86、カタ

ールは85であり、いずれの国も医療の質評価で日本と同じ水準にある（表では割愛した）。これらの国における、新型コロナウイルスによる死亡割合をみてみると、0・3〜0・9%であり、日本の死亡割合の1・6%の半分程度かそれ以下にとどまっている。

一方、表にはないがオックスフォード大学のデータに基づいて人口1000人当たりのPCR累計検査数を算出して比較すると、オーストラリアはデータが得られた4月12日時点で日本の22・8倍、イスラエルは4月10日時点で31・3倍、シンガポールは4月7日時点で28・0倍、ニュージーランドは4月11日時点で21・3倍と、日本の21・3〜31・3倍という圧倒的に多いPCR検査の結果に基づいた死亡割合であることがわかる（なおカタールのデータは得ることができなかった）。

表2からは次の結論が導かれる。日本は、圧倒的に少ないPCR検査実施件数によって、死亡割合の母数であるPCR陽性患者数が実際よりも少なく見積もられている可能性が極めて高い、ということだ。仮に、死亡割合が医療の質評価で水準を同じくするこれらの5ヵ国と同程度であったとすると、最も低いカタールの0・2%を基準とした場合、4月11日時点の日本のPCR陽性患者数（推定）は4万9500人、最も高いイスラエル、オーストラリアの0・9%を基準としても、日本には1万1000人におよぶPCR陽性患者がいたと推定される。4月11日時点の日本の陽性患者数は約6500人であったので、こ

れに基づく試算によれば、日本において、少なくとも約４５００人、多ければ約４万３０００人の陽性患者がＰＣＲ検査未実施のまま見過ごされたおそれがあったと強く示唆されるのだ。この中には、無症候者も相当数含まれると考えられるが、新型コロナウイルス感染症は、無症候の場合でも他人に感染させる恐れがあるとされており、これほどまでの人数が見過ごされていたとすると、感染者の隔離が不十分となり、街中での感染拡大に影響をおよぼしていたことが推測される。８月上旬には、日本の感染者数は４万人を超えたが、これは４月11日時点でわれわれが推測した数値と近似する。これは単なる偶然ではなく、当時の感染者数が相当少なく見積もられていたというわれわれの考えが的中しただけだ。

ロシアンルーレット状態に陥った日本

日本において少なくとも約４５００人、多ければ約４万３０００人の陽性患者が日本のＰＣＲ実施件数の少なさによって見過ごされたのではないか――。われわれの見解を裏付ける情報が４月以降、メディアの報道を通して次第に明らかになっていった。

ＮＨＫが４月15日に放映した「クローズアップ現代＋」には、慶應義塾大学医学部医療政策・管理学教室の宮田裕章教授らが出演していた。[*8] 放送では宮田教授が全国約２５００万人を対象に３月31日と４月１日の２日間に実施したＬＩＮＥを用いたビッグデータの調査結果が報道された。それによると全国で、37・5℃以上の発熱が4日以上続いたと回答していた人が約2万7000人にのぼっていたことが明らかになった。もちろん、これらすべての発熱者が新型コロナウイルスに感染していたということはありえないが、われわれが主張する見過ごされた患者数の約4500人から4万3000人の平均値2万4000人に極めて近い数字であり、PCR検査件数の少なさによって見過ごされてしまった患者の存在を示唆するデータの一つと考えられる。さらにNHKの報道では、発熱者数の増加とPCR検査陽性者数の増加に相関がみられたことも明らかにされており、発熱者の中に相当数の新型コロナウイルス感染者が潜在していたことが推測される。

PCR陽性患者が見過ごされているとすれば、死亡者数も同様に新型コロナウイルスの患者の見過ごしが一定数存在するというのが理に適うということである。そうだとすると、報告されている日本国内の死亡者数は、実数よりも低値だとみられる。実際はどれくらいの数なのだろうか。

これに関連する興味深い事象がある。国立感染症研究所が公表している「インフルエンザ関連死亡迅速把握システム」によるインフルエンザ・肺炎死亡報告の結果だ。これは、インフルエンザの社会へのインパクトを流行中に早期に探知するため、2000年1月から21の大都市（東京都および政令指定都市）において、インフルエンザによる死亡および肺炎による死亡を、死亡個票受理から約２週間で把握できるというものだ。

　この報告の中で、東京は、調査対象の21の大都市の中で他の大都市の傾向とは異なり、２０２０年の８週から13週まで閾値《いきち》を超える超過死亡が生じていた。超過死亡は「インフルエンザが流行したことによって、インフルエンザ・肺炎死亡がどの程度増加したかを示す推定値」である。あくまでも推定値であるので、死亡者数の実数がただちに増加したことを意味しないが、この超過死亡が生じた２月下旬から３月下旬の東京都の定点当たりのインフルエンザ患者の報告数は２〜３人と低く抑えられており、一貫して低下していく傾向にあった。東京都における新型コロナウイルス感染症のＰＣＲ陽性患者数は、３月１日時点で39人であり、新規患者数の報告も０〜３人とまだ少数にとどまっていたものの、インフルエンザがさほど流行していなかったにもかかわらず、超過死亡が発生していたという事実からすれば、東京都では、すでにこの頃からインフルエンザの超過死亡に含まれた、見過ごされた新型コロナウイルスの患者の死亡が含まれていた可能性が高い。こうして、新型コロナウイルスの患者の死亡者数が報告されている数よりさらに上積みされるとすると、われわれが試算した死亡者数から推定される新型コロナウイルスの潜在患者数はさらに増えることとなる。

　日本のＰＣＲ検査の不十分な体制により、ＰＣＲ陽性患者数や死亡者数に現れない潜在患者数が相当数にのぼった可能性は、現在公開されている多くのデータから示すことができる。われわれは日本のPCR検査の不十分な体制による影響を数値に基づく科学的な視点に立脚して示そうとしてきた。それは、単に政府や自治体などに対して批判の声を上げることが目的ではなく、新型コロナウイルスの患者で結果的に溢れかえってしまった医療現場をなんとかしたいという思いがあったからだ。

実際、東京都では、台東区の永寿総合病院や新宿区の慶應義塾大学病院、港区の東京慈恵会医科大学病院、中野区の中野江古田病院、ついには第一種感染症指定医療機関である墨田区の都立墨東病院において、新型コロナウイルス感染症による院内感染が引き起こされるまでの事態に陥った。これは東京都だけに限ったことではなく、途上国レベルのPCR検査体制によりもたらされた、全国に波及しうるおそれがあった問題である。すなわち、日本全国の病院が、ロシアンルーレットにも似た状態にあったことを示唆し、患者が殺到する以前に院内感染拡大による内部からの医療崩壊の危機に瀕していたのである。われわれは、これらの問題に対する有効な打開策の一つとして、医療機関の水際対策としてのPCR検査の大幅な拡充を訴えてきた。もっとも、院内感染による診療機能の低下が現実化してしまった点では時すでに遅し、である。陽性患者数が爆発的に増加する前に一刻も早く寡少なPCR検査件数という過ちを正すべきであったのだ。

地方衛生研究所・保健所とPCR検査

「風邪なのかコロナなのかわからないから不安だ。ＰＣＲ検査をして、もしコロナに感染していたら早く病院にかかりたい」

「なぜ日本はＰＣＲ検査件数を増やすことができないのか」

　陽性患者が増えるにつれて、人々の間にはそんな苛立ちや疑問が日に日に増えていった。新型コロナウイルス感染症は無症状の人もおり、無症状の人が感染に気付かずにウイルスを拡散させている可能性も示唆されていたため、ＰＣＲ検査で感染しているか否か、白黒をつけたいという気持ちが、多くの市民の中にあったとしても無理はない。

　４月７日に「緊急事態宣言」が発令され、対象地域の住民に対する外出自粛の要請によって行動の範囲が制限されてからは、日増しにＰＣＲ検査を求める声が強くなったと実感している。スーパーマーケットやコンビニエンスストアなどの食料品や日用品を扱う店舗以外は休業し、社会経済活動が一時的にせよほぼ完全にストップした。そうした状況の中で、休業しても給料やテナント料を支払わねばならない経営者からは、休業をためらう声も少なくなかった。

「陽性と陰性を明確にし、陽性となった人を隔離して陰性の人が働かないと会社がもたな

図4　日本におけるPCR検査数の推移と実施施設の内訳(2月18日-4月8日)

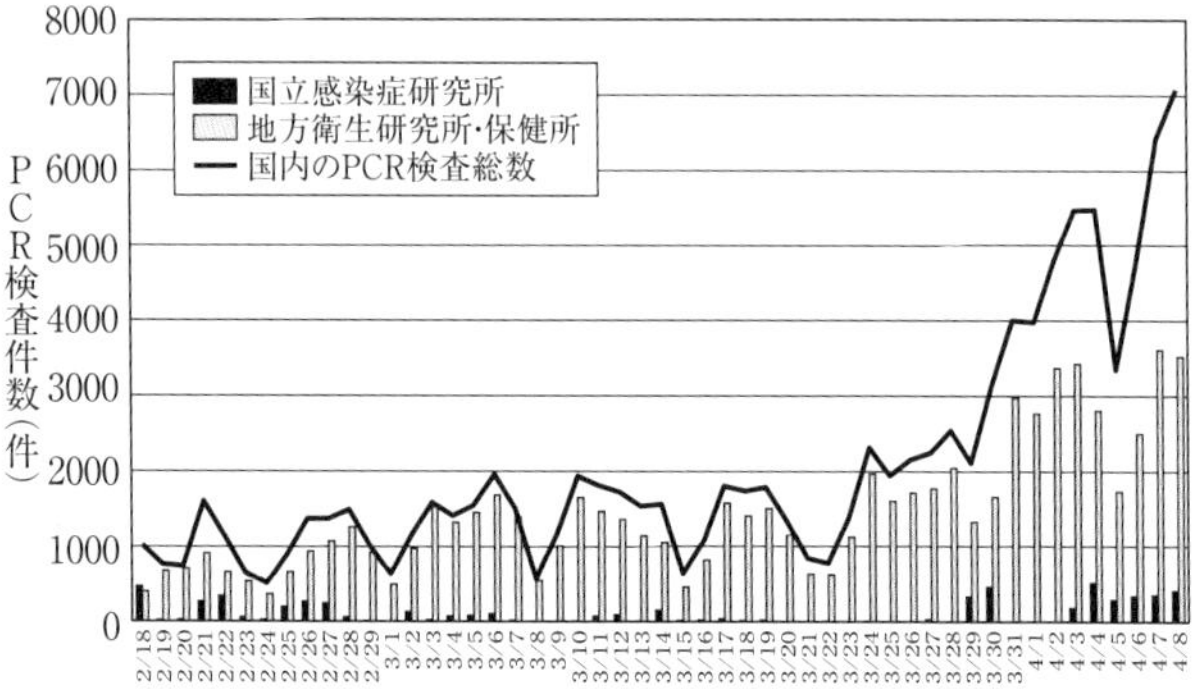

厚生労働省のデータに基づき著者らが作図

い。だからＰＣＲ検査体制を拡充してほしい」

多くの経営者がこのような切なる願いを抱いていただろうことは想像に難くない。日本でなぜこれほどまでにＰＣＲ検査が進まなかったのか、これまでと同様、データに基づいてその要因を探っていきたい。

図4は、4月9日時点までの日本におけるＰＣＲ検査数の推移と、検査を実施した施設の内訳である。この表をみると、3月24日まで国内におけるＰＣＲ検査の実施主体が地方衛生研究所と保健所で占められていることが明白である。一方、3月25日以降の国内総数は、ＰＣＲ検査件数の折れ線が上振れし、地方衛生研究所と保健所のＰＣＲ検査件数から乖《かい》離《り》している。つまり、3月24日までの日本のＰＣＲ検査は、地方衛生研究所と保健所がほぼ独占している状態であったということが

わかる。

地方衛生研究所は、都道府県、政令指定都市と中核市、特別区の一部に設置されている機関で、病原菌やウイルスなどの検体検査や調査研究、環境測定など幅広い役割を有している。今回の新型コロナウイルス感染症のＰＣＲ検査でも、３月下旬まで中心的な役割を果たした。一方、保健所は、地域保健法に基づいて都道府県、政令指定都市と中核市、特別区などに設置され、新型コロナウイルス感染症などの感染症への対応はもちろんのこと、ＨＩＶなどの感染症、母子保健、精神保健、衛生環境、その他に人口動態の統計など、地域の健康の保持と推進の活動を幅広く支えている。今回の新型コロナウイルス感染症では、帰国者・接触者相談センターとして電話対応の中心的役割を果たし、ＰＣＲ検査でも、地方衛生研究所への検体の搬送を担い、一部の保健所ではＰＣＲ検査を直接実施するなど、多忙を極める厳しい状況に置かれていた。

ＰＣＲ検査は、これらの地方衛生研究所と保健所のほかに、国の機関である国立感染症研究所や海外からの帰国者や訪日外国人に対応する検疫所なども行うが、図４で示した通り、３月24日までの日本国内におけるＰＣＲ実施主体は、地方衛生研究所と保健所が概ね独占している状態になっていた。

図５は、４月10日時点までの検査施設別のＰＣＲ検査件数である。３月25日以降、国内

図5　検査施設別のPCR検査数の推移(2月18日-4月8日)

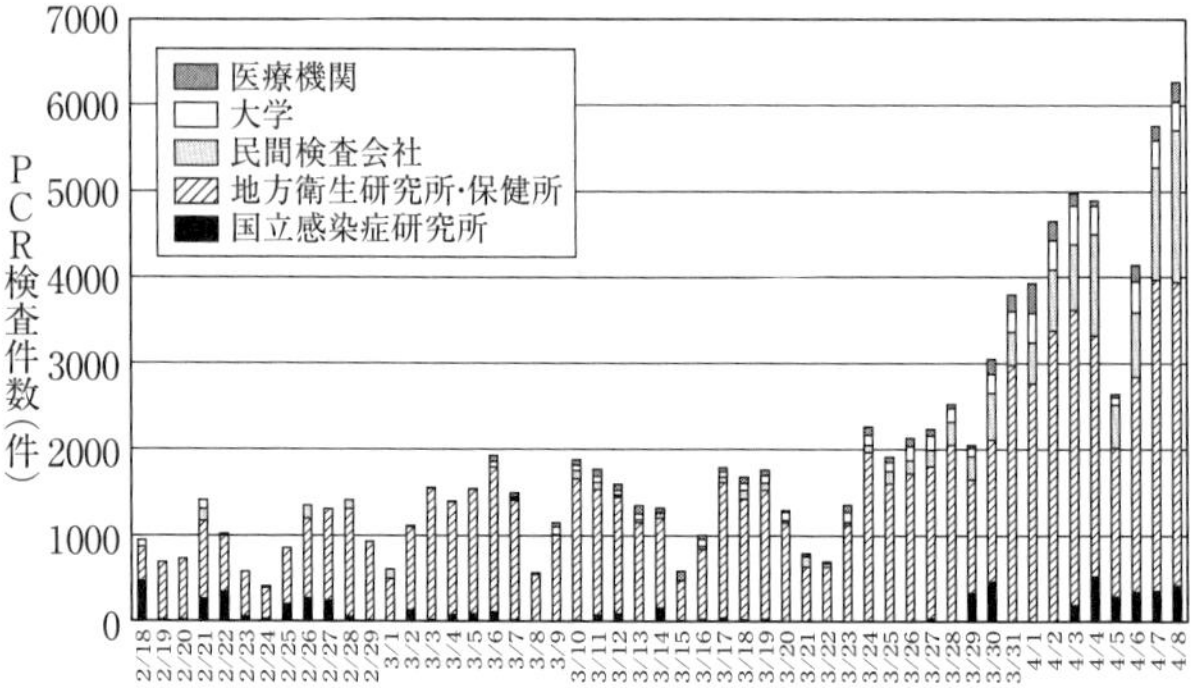

厚生労働省のデータに基づき著者らが作図

総数が上振れしており、その要因は民間検査会社にあることが一目瞭然だ。表の中では示していないが、４月１５日時点では、国内総数約８０００件のうち、４分の１に当たる、約２０００件が民間検査会社で占められており、国内のＰＣＲ検査件数の押し上げに最も貢献していた。

日本のＰＣＲ検査件数が途上国レベルに低迷していた最大の理由は、３月下旬まで、地方衛生研究所と保健所がＰＣＲ検査をほぼ独占していたことにあった。もっとも、３月６日には、ＰＣＲ検査に健康保険が適用されたため、もっと早くから民間検査会社の活用が進んでいてもおかしくなかった。にもかかわらず、民間検査会社の活用が進まなかった背景には、検体採取を受け持つ医療機関側の協力が思うように得られていなかったり、検体搬送手段の調整がつかなかったりなどの種々の要因があったことは否めない。このような困難な状況を切り開く際に必要なのが、強力なるリーダーシップだ。日本では、不幸にもＰＣＲ検査推進に関するリーダーシップが致命的に欠如していたのである。

新型コロナウイルス感染症対策専門家会議は、ＰＣＲ検査について2月24日の「新型コロナウイルス感染症対策の基本方針の具体化に向けた見解」の中で、「急激な感染拡大に備え、限られたＰＣＲ検査の資源を、重症化のおそれがある方のために集中させる必要がある」と表明していた。一方、同じ頃、世界各国ではＰＣＲ検査体制を増強しており、そういう世界の流れをしり目に、日本ではＰＣＲ検査を地方衛生研究所・保健所にほぼ独占させ続ける現状を事実上容認し、その結果、ＰＣＲ検査の上限を世界水準からかけ離れた低値にとどめ続けることにつながり、果ては医療のレベルが低い国と似た数のＰＣＲ実施件数という大失態を招いたのであった。

著者らは、全国の地方衛生研究所・保健所をあげつらうつもりは全くない。むしろ、この国難に際し、最前線で死闘を繰り広げているこれらの組織の方々を心から尊敬しており、深い感謝を表したい。特に保健所に関しては、法令上求められる幅広い役割に対しての人員配置が全く見合っておらず、代わりになる行政組織もない中で、人海戦術のクラスター対策や、政府支給のマスクの検品まで、理不尽とも思える過剰な業務負担にさらされてきた。ここで強く主張したいのは、このような窮状にある地方衛生研究所・保健所の負荷を軽減することが急務であり、われわれが主張するPCR検査体制の強化は、従来の地方衛生研究所・保健所のスキームだけでは達成不能であることは明らかなのだから、PCR検査数の大幅な増加に向けたパラダイム・シフトを早急に図る必要があったということである。

日曜日に下がったPCR検査件数

おそらく、大半の人が6月頃までは毎日夕方5時か6時頃に流れる陽性患者数を伝えるニュースに注目していたと思う。特にあらゆる面において影響力が大きい東京都の陽性患者数を気にしていたのではなかろうか。そして毎日ニュースを見聞きしていると、決まって毎週月曜日には陽性患者数がグンと減ることに気づいた人もおられると思う。なぜそのような現象が起きたのか。その理由をつまびらかにしていこう。

図6は日本と台湾の新規PCR検査件数を曜日別に示したものだ。台湾と比較した理由は、日本の隣国であることと、累積のPCR検査件数の推移が緩徐で傾向が日本と類似していたためだ。

この図を見ると、日本は週末に線がガクッと落ちていることがわかる。これは、地方衛

図6　日本と台湾の新規PCR検査件数の曜日別の比較（3月8日-4月8日）

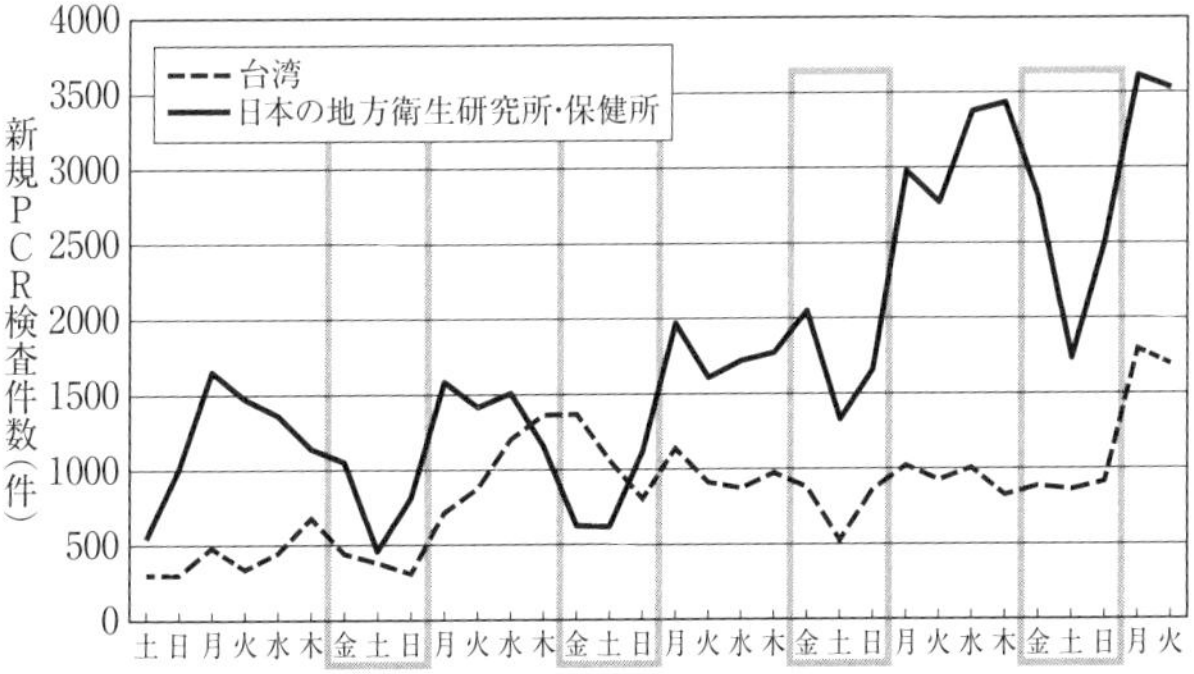

日本は厚生労働省のデータから，台湾はOur World in Dataから引用

生研究所・保健所のＰＣＲ検査件数が大幅に下がるということを示している。それに対し、台湾は日本ほど顕著な増減はなく、少なくとも週末にＰＣＲ検査件数が大幅に低下することはなかった。台湾と比較してみると、日本のＰＣＲ検査件数の低迷の原因の一つとして、週末の件数の落ち込みがあることが明確になった。そしてその落ち込みにより、月曜日の陽性患者数が減っていたのである。時間が経過するにつれ、ＰＣＲ検査件数自体が多くなっていったこともあり、週末の検査件数の落ち込みがより顕著になっている。

　われわれはさらに都道府県別にＰＣＲ検査実施件数を調べてみることにした（表3）。総実施件数を１日当たりの検査実施可能件数で除して算出した稼働指数を比較すると、都道府県の中で２・２〜45・９とかなり大きな開きが生じた。最も稼

表3　都道府県別の検査実施率とランキング（上位10件と下位10件の抜粋）

順位	都道府県名	A. 総実施件数（1/15-4/7）	B. 1日あたりの検査可能件数（4/6時点）	稼働指数 A/B	検査陽性率（%）（4/10時点集計値）
1	茨城県	2,204	48	45.9	3.7
2	山梨県	1,163	30	38.8	2.7
3	三重県	847	24	35.3	1.7
4	東京都	6,332	220	28.8	30.3
5	大阪府	7,244	260	27.9	32.7
6	群馬県	804	30	26.8	2.3
7	神奈川県	6,021	230	26.2	16.3
8	奈良県	760	30	25.3	7.1
9	沖縄県	838	38	22.1	7.2
10	長野県	964	44	21.9	3.1
38	山形県	617	80	7.7	3.5
39	福岡県	2,436	324	7.5	5.5
40	富山県	298	40	7.5	3.6
41	高知県	758	108	7.0	6.7
42	愛媛県	504	80	6.3	5.1
43	島根県	244	40	6.1	1.0
44	福井県	356	66	5.4	14.9
45	徳島県	246	96	2.6	1.3
46	鳥取県	294	120	2.5	0.3
47	岩手県	86	40	2.2	0.0
	合計	72,950	4,899	14.9	9.5

厚生労働省のデータに基づき著者らが作成

働指数が高かったのは茨城県であり、山梨県は第2位であった。1位の茨城県でさえも、稼働指数は、総実施件数の累積期間である84日間の半分程度にすぎず、フル稼働からはほど遠い水準であった。もちろん、検査対象者数との兼ね合いで、全期間にわたってフル稼働である必要は全くない。しかしながら、都道府県別のPCR検査陽性率をみれば、0～32・7というかなりのバラつきが生じており、東京などの大都市を中心に検査容量が逼迫していたとみられる。

したがって、もっと早くから隣接する地域間で限られたＰＣＲ検査の資源を再配分するなど、政府が旗振り役となって取り組むべきであったことは言うまでもない。

地方衛生研究所・保健所は、いずれも行政機関である。特に地方衛生研究所がウイルス感染症のサーベイランス（調査監視）や試験・検査のエキスパートであることに疑いないとしても、行政機関としての一面が、週末に落ち込むＰＣＲ検査件数や、都道府県別の稼働指数のばらつきに如実に表れていた。未曽有の国難、それも臨床現場と密接に関わるＰＣＲ検査の問題を行政機関のみに依存してきたこれまでの体制がそもそも無理筋であったことに疑いなく、ＰＣＲ検査の大幅増加に向けて、これらのパラダイムから直ちに脱却することが求められる。

大学病院に期待される〝蜂起〟

著者らは3月初旬から「ＰＣＲ検査の不十分な体制は〝日本の恥〟」だと強く主張してきた。インパクトのあるこれらの表現が新聞やテレビに注目されとり上げられたことで、われわれの考えをメディアを通して多くの方々に伝えることができたと思う。実際、共感する声も多く寄せられた。一方で、日本では、新型コロナウイルス感染症対策専門家会議の見解はもとより、一般社団法人日本感染症学会理事長と一般社団法人日本環境感染症学会理事長によるステートメントでも、ＰＣＲ検査対象者を重症者に限定した極端な制限的運用を容認する見解が主流を占めてきた。いわゆる感染症の専門家が発信してきたこれらの見解に対し、4月に入ってからは、日本のＰＣＲ検査体制に疑義をはさむ見解や報道も目立つようになり、安倍晋三総理の4月2日の衆議院本会議でのＰＣＲ検査に関する調査の発言を受けて、ＰＣＲ検査推進に向けた大きなうねりを実感することができた。

例えば、4月15日には東京都新宿区でコロナ検査スポットが設置され、症状に応じて受け入れ体制を整える「新宿モデル」が開始された。また、神奈川県横須賀市では、4月17日に医師会や病院協会などの医療関係団体が連携し、集合外来・集合検査場を開設するなど、地域独自の取り組みによって日本のＰＣＲ検査体制の再構築が始まろうとしていた。

これらの取り組みを通じてＰＣＲ用の検体採取が促進されれば、同時にＰＣＲ検査の体制強化が急務となる。その担い手として期待されるのが、民間検査会社と大学病院である。3月下旬以降、民間検査会社はＰＣＲ検査数を伸ばしてきたが、それに対して大学病院の検査数の伸びは非常に鈍かった。1月29日と3月4日に開催された一般社団法人国立大学協会総会において、山梨大学学長の立場から、新型コロナウイルスの感染拡大の懸念について警鐘を鳴らし、迫りくる危機に対しての備えを強く訴えたが、当時は反応がほとんどなかった。医療者でない学長が過半数であり危機感が共有できなかったことも致し方ないところではあるが、今となっては後の祭りであり残念至極である。

現在、国内の第一種感染症指定医療機関は全部で55あり、そのうち、大学病院は16施設だ。また、第二種感染症指定医療機関は全部で３５１あり、大学病院は分院なども含めて28施設ある。特に地方では、医療体制が脆弱であることから、多くの大学病院が感染症指定医療機関として役割が期待されており、これらの大学がまずは責任を持ってＰＣＲ検査体制の強化への貢献を強めていくことを望みたい。

大学病院の強みはアカデミズムだ。数多くの研究者を擁する大学は、専門的知識と技術が結集しており、研究施設などにおける機器の種類や数も比較的豊富である。ＰＣＲ検査機器もその一例であり、大学病院はもちろんのこと、大学にある研究施設も含めれば相当の数の機器が確保できる。これらのＰＣＲ検査の量的充足に加えて、検査精度などの質の高さも欠かすことができない。これこそ大学ならではの強みであるアカデミズムにより実現可能となる。したがって大学病院には、これらの強みを最大限に活かした日本におけるＰＣＲ検査体制の構築への貢献が求められる。

ジャパニーズ・ミラクルという虚構

日本は「ミラクル」ではない

最低レベルのPCR検査数で感染者数の把握が困難に陥った日本。5月11日に行われた参議院予算員会での答弁で新型コロナウイルス感染症対策専門家会議の副座長（当時）である尾身茂氏は、把握されている感染者数より実際の感染者数が多いのではないかと問われた際に「実は（実際の感染者数が）10倍か、15倍か20倍かというのは、今の段階では誰もわからない」と衝撃的な内容を述べていた。本来ならば5月6日に解除予定だった緊急事態宣言の延長が決まった後にこうした発言を耳にし、不信に陥った国民は多かったことだろう。3月下旬まで地方衛生研究所・保健所にPCR検査をほぼ任せきりにしてきた日本の施策の結果が、このような有様となったのである。

一方、こうした日本の状況を「ジャパニーズ・ミラクル」という言葉で称賛する声も沸き上がってきていた。例えば、5月10日に放送されたNHKスペシャル「新型コロナウイルス　出口戦略は」の中で、WHOシニア・アドバイザーの進藤奈邦子氏は「（PCR）

検査の遅れというのは、私たちは間違っていると思っておりまして、日本の戦略的検査は高く評価している」とコメントしている。進藤氏らが、高く評価していると主張する背景には、日本が中国に次いで2番目に患者が報告された国であるにもかかわらず、感染者と死亡者数が低く抑えられてきており、この状態を「ほぼ奇跡」と称していることと、「仰ぎ見られるような感染症の専門家が陣頭指揮を執っていること」「国民の衛生意識」という点を挙げている。

果たして進藤氏の発言は当時の日本の状況を正確に表現しているだろうか。真実は、その逆であろう。感染者数の点ではこの論理がすでに破綻していることは自明であったからだ。日本はＯＥＣＤ（経済協力開発機構）諸国の中でも最低レベルのＰＣＲ実施件数であり[*9]、尾身氏も国会の答弁で認めているように日本の感染者数の実態は知りようがなく、報告水準よりも感染者数が相当程度高かったのではないかという疑問があった。ＰＣＲ検査件数を最低水準にとどめることで、数字に現れる感染者数を低く抑え込むことが「ほぼ奇跡」なのだとしたら、粉飾するという点でかつて国際的に問題とされた日本の研究不正と土壌はそっくり同じではないか。最低水準のＰＣＲ検査件数のために「日本の感染者数の実態はわからない」が、ＰＣＲ検査の抑制か推進かといった立場の違いを超えたコンセンサスであろう。論理的に突き詰めれば、われわれが前項で述べた通り、そして尾身氏も認める通り、相当数の陽性患者が見過ごされていたのが日本の現状だったのである。

それでは実際の死亡者数はどうだろうか。論理的な帰結は、感染者数の実態がわからない以上、死亡者数も低いPCR検査件数の中で診断できた症例に限られるため、報告されている死亡者数が実数よりも低値だとみられることである。このことを裏付ける根拠の一つとして、われわれは66頁において国立感染症研究所が公表しているインフルエンザ関連死亡迅速把握システムによるインフルエンザ・肺炎死亡報告の超過死亡に触れた。

このシステムを読み解いてみていくと、2020年のインフルエンザの流行は2月初旬にはほぼ終息していたのにもかかわらず、東京都において2020年の第8、9週で閾値を超える超過死亡が生じていた。だが、その後もその状態は変わることなく推移し、第13週まで超過死亡が継続していたことが明らかになった。また、このシステムの調査対象である21の大都市のうち、5月18日時点で報告がなかった4都市と、6週もしくは9週までの報告にとどまっていた4都市の合計8都市を除いた13大都市の報告では、東京都のほかに仙台市（12週）、名古屋市（8、9週）、熊本市（7、9〜11、13週）でも超過死亡が14週の時点までで報告されていた。3月頃から、新型コロナウイルスによる真の被害規模を示す指標として、「超過死亡」が注目されるようになっており、欧米からも報告が相次いでいる。日本でも個人が試算した報告が散見されており、ここで報告された地域以外でも超過死亡が生じていた可能性が示唆されている。日本における死亡者数の真の被害規模を知る一つの指標として、インフルエンザに関連する超過死亡の報告が終了してしまう14週でやめてしまわずに、その後のデータの公表が望まれるところである。

　こうした日本の状況を振り返ってみると、実数に現れる感染の報告数だけをみて感染者数や死亡者数が低く抑えられていたと結論づけるのは早計だ。そして日本のこのような状況を「ほぼ奇跡」などと表現すること自体がナンセンスで、評価をうやむやにし、非常に危険な方向に国民を導いてしまうおそれが強い。このような聞き心地がよい言葉に踊らされる国民に、「日本はすごいのか。やはり日本の方策は正しかった」「日本の感染はしっかり抑えられているから心配ない」という思いを抱かせ、アジア諸国に見劣りする日本の残念な施策を見直すチャンスを失わせてしまう。それでも「ジャパニーズ・ミラクル」などと持ち上げてきたのは、「仰ぎ見られるような感染症の専門家が陣頭指揮を執っている」とわざわざ言及したことと無関係とはいえまい。まさしく無謬《むびゅう》主義に陥った表れとはいえないだろうか。ＷＨＯのテドロス事務局長が中国指導部の対応を称賛し、中国寄りだと批判されてきたが、「ジャパニーズ・ミラクル」にもまさに同じ香りが漂う。無謬主義をさらに権威づけようとするなどＷＨＯも落ちたものである。

欧米よりもなぜ死亡者数が少ないか

日本の感染者数や死亡者数が実数よりも低く抑えられているとしても、爆発的な感染拡大を生じた欧米と比較すれば、死亡者数が圧倒的に低いのも事実である。ただ、これは日本だけの特徴ではなく、日本だけが死亡者数が少ないというわけではない。日本を含む西太平洋地域に共通した状況である。西太平洋地域でこのような状況となった理由はまだ謎であるが、現時点までの研究結果からは次の可能性が考えられる。

イタリアの研究者Grifoni A氏らは、今回の新型コロナウイルス（SARS-CoV-2）との接触がない血液検体を調査したところ、40～60％の割合でSARS-CoV反応性CD4+T細胞が検出されたと報告した。[*10] このCD4+T細胞は、ヘルパーT細胞とも呼ばれ、外敵から身体を守る免疫システムの要となる細胞の一つである。免疫は、過去に接触した経験が記憶のように残る仕組みなので、初めて接触する新型コロナウイルスに反応する免疫細胞があったということは、一般的な風邪ウイルスである別のコロナウイルスの免疫が、SARS-CoV-2にも効果を示す可能性があることを意味する。これは免疫学的に交差反応と呼ばれ、数あるコロナウイルスのうち、どのコロナウイルスがSARS-CoV-2と交差しているのかが興味深い点であるが、この点は未だ明らかでない。

　また、スイスの抗体治療薬企業のPinto D氏らの報告では、２００３年の重症呼吸器感染症ウイルス（ＳＡＲＳ－ＣｏＶ）の抗体が、ＳＡＲＳ－ＣｏＶ－２に対して強力な中和活性を有していることが明らかになった。[*11]中和活性とは、身体の免疫機能の中で、兵隊のような役割をしている抗体が、ウイルスなどの外敵にうまくくっつけたときに、その外敵を無力化する力を持っていることを意味する。つまり、２００３年の重症急性呼吸器症候群（ＳＡＲＳ）の患者が出た国では、ある程度の国民がＳＡＲＳ－ＣｏＶに対する抗体を保有していることが期待でき、その抗体を保有していれば、ＳＡＲＳ－ＣｏＶ－２も無力化できる可能性があることを示している。

　海外研究者によるこれら二つの見解は、西太平洋地域と欧米との感染蔓延状況の違いについて何らかの重要なヒントを示している可能性がある。つまり、可能性の一つとして、西太平洋地域で流行している風邪のコロナウイルスは欧米には存在せず、さらに西太平洋地域のある程度の人口が過去にそのウイルスに罹《かか》ったことで、当地域の感染拡大の抑制につながっていたということがありうる。また、別の可能性として、２００３年のＳＡＲＳ感染に見舞われた香港、台湾、シンガポールなどの国々で新型コロナウイルス感染症の患者数が低く抑えられていたのは、ＳＡＲＳ流行時に獲得された抗体がＳＡＲＳ－ＣｏＶ－２に対して中和活性を発揮した結果だったこともありうる。

図7　西太平洋地区19ヵ国の死亡者の推移(5月16日時点)

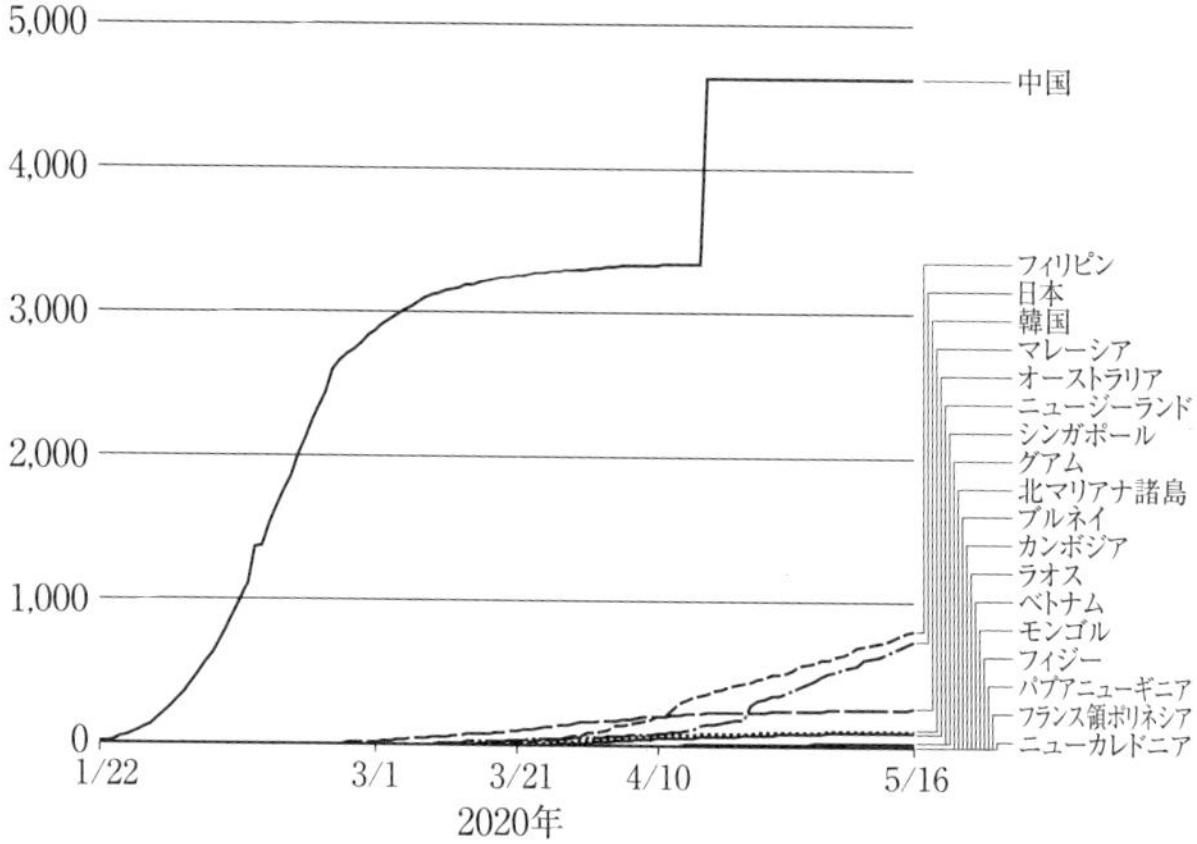

Our World in Dataよりデータを引用

図7は、WHOの西太平洋地区37ヵ国のうち、オックスフォード大学のOur World in Dataでデータが取得できた19ヵ国の死亡者数について、経時的な推移を示したものである。なお、中国は武漢の死亡者数の見直しをしたため、4月18日に一時的に急増している。表の作成時に参考にした5月16日時点のイタリアの死亡者数は中国の6・8倍、英国は7・3倍、米国は18・8倍であるため、表中で最も多くみえる中国ですら、欧米と比較すれば死亡者数は低く抑えられている。中国の死亡者数全体の20%未満であるフィリピンや日本も同様に欧米と比較すれば、その数は非常に低値だ。この傾向は西太平洋地区の国々だけでなく、東南アジアを含めても同じような傾向がみ

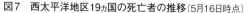

図8　西太平洋地区18カ国と台湾の死亡者の推移（5月16日時点）

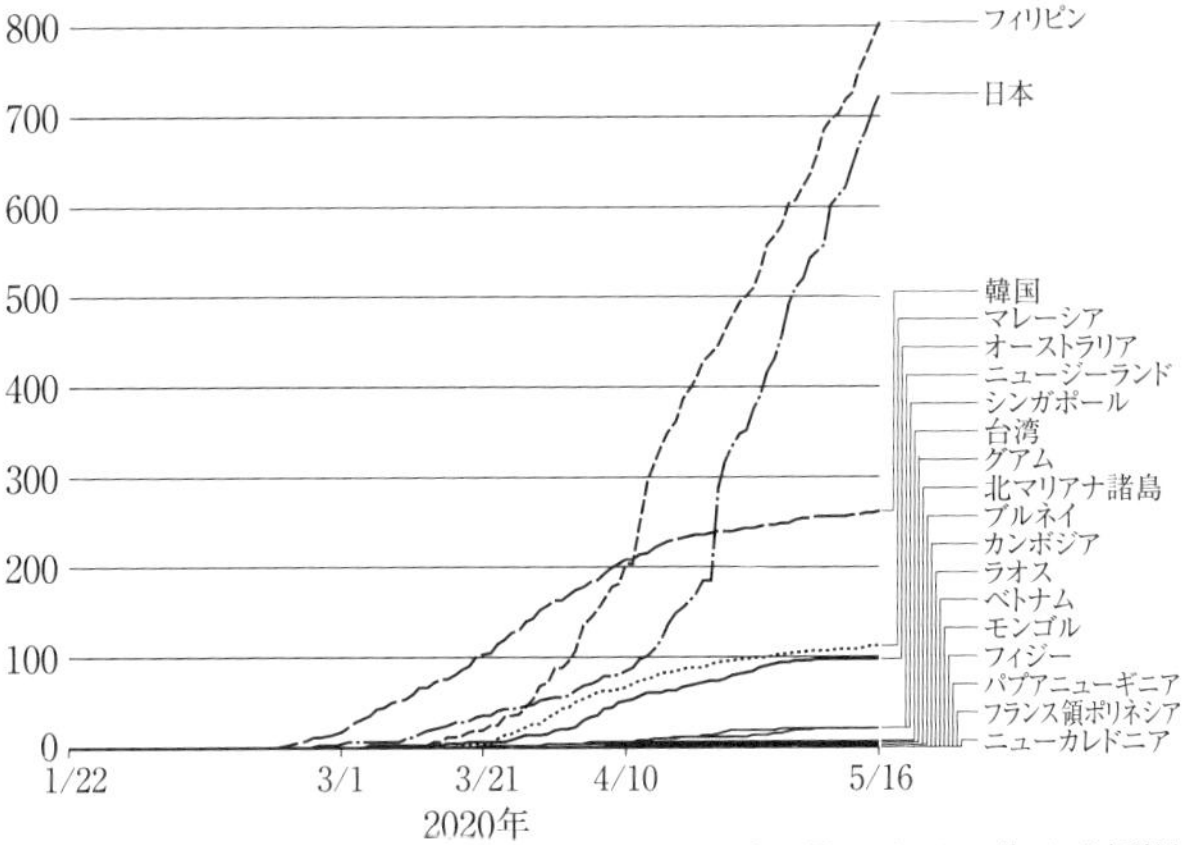

Our World in Dataよりデータを引用

られた。

こうした状況を踏まえると、前項で述べた「奇跡」や「ジャパニーズ・ミラクル」は日本に限ったことではないことがわかる。正しくは「パンパシフィック（西太平洋）・ミラクル」「アジアン・ミラクル」と称するべきであった。

ここでさらに図8を見ていただきたい。この表は図7の中国を除き、新型コロナウイルス対策で評価が高い隣国の台湾を加えたものである。フィリピンと日本の死亡者数は、途中からフラットになるその他の国々とトレンドが異なり、右肩上がりで増加している。つまり、日本は4月11日頃の変曲線以降、死亡者が増え続けている。もっとも、各国は人口規模が異なるので、5

月16日時点の人口10万人当たりの死亡者数を算出してみると、日本が0・57であるのに対し、韓国は0・51、ニュージーランドは0・43、オーストラリアは0・39、中国が0・35、台湾が0・03であり、この時点でも日本は西太平洋地域の中ではフィリピンの0・76に次いで高い水準にある。また、図では示さなかったが、東南アジアでも、シンガポールは0・37、インドネシアは0・40、タイは0・08、ベトナムとカンボジアは死亡者0など、いずれも日本よりも相当低い水準に収まっていた。5月16日時点の人口10万人当たりの死亡者数は、頭打ちになっている同地域の他国に対し、フィリピン、インドネシアと同様に日本は右肩上がりの死亡トレンドが続いていた。

新型コロナウイルス感染症対策専門家会議の副座長を務めた尾身茂氏は、欧米と比べて日本の死亡者数が少なく抑えられている要因として、次の三つを挙げていた。

1. 日本のしっかりした医療制度で多くの重症者が今のシステムで探知できている
2. 感染初期のクラスター（感染者集団）対策がうまくいった
3. 国民の健康意識が比較的高い

しかし、そもそも欧米の感染者数、死亡者数と比べること自体がミスリードである。感染者数、死亡者数で欧米と比較して圧倒的に少ない西太平洋地域、アジア地域内で比較したとき、尾身氏の三つの考えはすでに破綻している。まず一つ目に挙げた重症者の探知の点は、世界でも名だたる高水準の医療レベルを誇る日本が、なぜ他の西太平洋地域、アジア地域の国々の人口10万人当たりの死亡者数で大きく劣後しているのか、全く説明がつかない。尾身氏の主張通りなのであれば、台湾の水準は高すぎて到達できないとしても、シンガポールの水準はクリアしていることが求められる。日本の場合は、ＰＣＲ検査体制の貧弱さのために、重症化が見越せてから検査プロセスに進むこととなった結果、先んじての対処に出遅れ、後追いで高水準の医療を投入して、なんとか現在のレベルに抑えているというのが実情ではないだろうか。そして二つ目に至っては真逆の状態であったと考えられ、クラスター対策に拘泥《こうでい》した結果、多くの単発の感染者を見逃し、大都市を中心に感染を蔓延させたのが実情であろう。実際に、路上死などの警察案件で、死後のＰＣＲ検査を実施したところ、新型コロナウイルス感染症が陽性と確認された事例が複数例報告されており、この問題の闇の深さを物語っている。

ただ、三つ目に挙げた国民の健康意識が高い点については尾身氏が指摘する通りである。欧米とは比にならない度合いで律儀にマスクを着用し、頻回の手洗いと手指消毒の励行、自粛要請のみで法的強制力のあるロックダウンに近い移動制限を実現した国民性は、間違いなく高い称賛に値する。これこそが「ジャパニーズ・ミラクル」である。戦力の逐次投入に邁進した政府と、クラスター仮説に執着し、ＰＣＲ検査体制強化を軽視し続けた専門

図9　西太平洋地区6ヵ国の累積PCR検査数（人口1000人あたり）

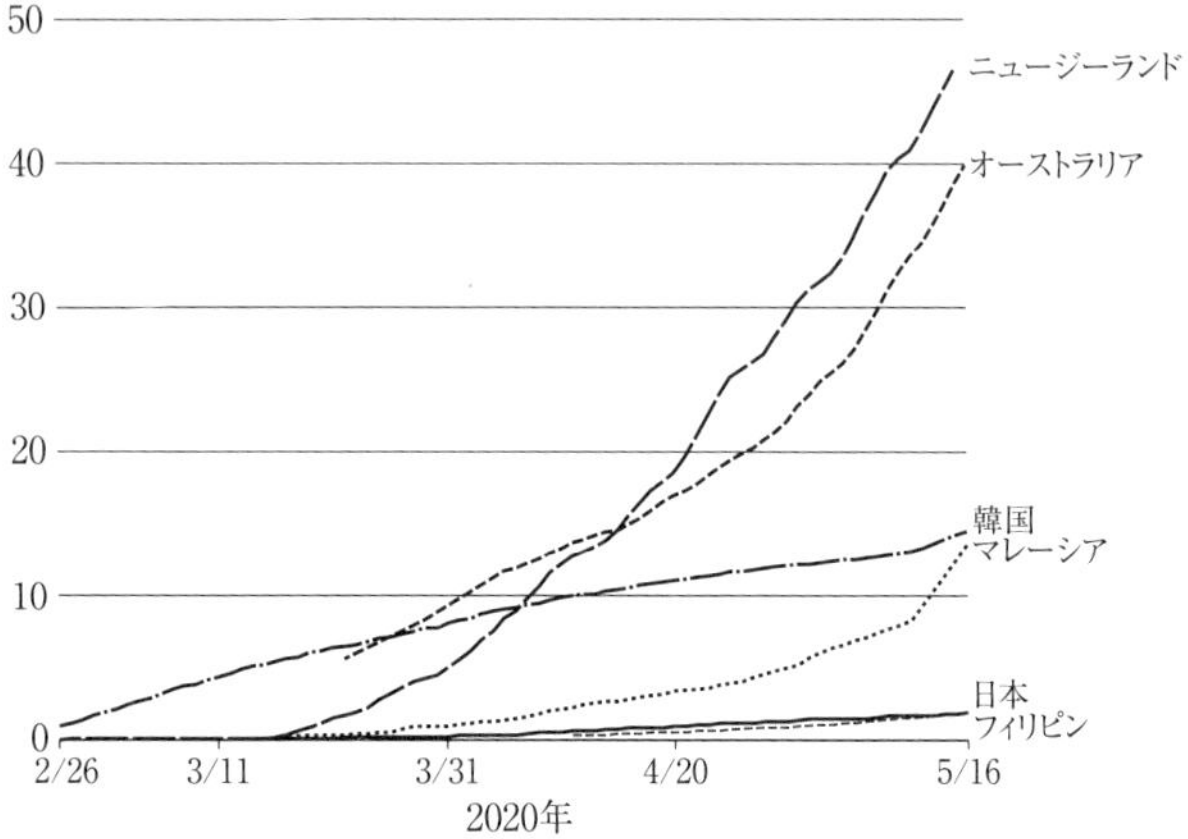

Our World in Dataよりデータを引用

家会議。その穴を埋めるのに国民が犠牲になったといっても過言でない。政府は、西太平洋地域、アジア地域での日本の死亡者数の傾向をどう説明するのだろうか。

死亡者数だけでなく、PCR検査数で西太平洋地域の国々と比較してみても（図9）、ニュージーランドやオーストラリアに対して、日本の検査数は圧倒的に少ない。それによって日本は感染実態が不明になり、社会的隔離の初動が遅れ、感染者の潜在的な拡大に応じた重症者、死亡者が出現し、検査陽性者が重症者に偏り、感染者数がピークアウトした後も死亡者数はピークアウトしなかったと考えられるのである。

この項のタイトルで掲げた「欧米よりもなぜ死亡者数が少ないか」に対する答えは

こうだ。日本と欧米の決定的な違いは地域性だったといえよう。欧米は、おそらく西太平洋地域やアジア地域と新型コロナウイルス感染症に対する社会全体の免疫力が異なることが要因となって死亡者数が急増してしまったと考えられる。一方、西太平洋地域や東南アジア地域の国々と比べてみれば、日本の死亡者数は少ないとはいえないのが実情である。

山梨大病院のドライブスルー検査

２０２０年のゴールデンウィークは今までに経験したことがない連休であった。緊急事態宣言の最中で、山梨の温泉街は静まりかえり、大型のショッピングモールも閉鎖される中、地元のスーパーだけが、遠出できない住民で溢れていた。一方の大学病院は、長期の休みといえど、平日、休日の別なく、緊急手術は頻繁に行われ、入院患者の病棟も通常通り稼働している。ただ、いつもなら１３００人余が来院する外来診療部門が、長期の休みの間だけは静まりかえる。しかし今年に限っては、新型コロナウイルス感染症でつかの間の平穏も打ち破られていた。なぜなら、ゴールデンウィークの直前に院内感染が判明した県内の他の医療機関の診療をサポートするために、山梨大病院の救急当番の枠を増やすなどの対応に追われていたからだ。また、救急部が中心となって、ゴールデンウィーク明けからの実施に向けたドライブスルーＰＣＲ検査体制の準備が進められていたこともあった。

ドライブスルーPCR検査は、PCR検査拡充の切り札である。PCR検査のボトルネックの一つである検体採取を比較的安全に、かつ効率的にできるからだ。発熱外来で実施していたPCR検査の検体採取は、その都度、マスクやゴーグル、ガウンや手袋などの個人防護具を消費し、加えて患者ごとにその交換が必要になるなど、非効率な点が際立っていた。それに対して、ドライブスルーPCR検査は、検体採取する際には手袋だけの交換で済み、不足していた個人防護具の消費抑制につながる。検査を受ける患者からすれば車から降りずに済むため、時間と移動の負担軽減が期待される。また、山梨大病院では、屋外にあるピロティで実施することで、屋内特有の換気の問題を考えることなく、エアロゾル対策としても有利であった。新たな人員配置や県との協力体制、採取した検体の検査部への運搬など、ドライブスルーPCR検査開始に向けた課題は山積していたが、検査を受けたくても受けられない状態を解消し、感染拡大を未然に防いでいくため、ゴールデンウィーク明けからドライブスルーPCR検査の運用が開始できるよう、救急部を中心に病院全体を挙げて準備を進めていたのであった。

ドライブスルーPCR検査は、韓国でいち早く2月26日に導入され、3月にはドイツや米国ニューヨークでも活用が広がっていった。日本でも新潟市保健所が3月1日から導入し、山梨大病院のドライブスルーPCR検査体制の構築でも参考にした。[*12]

韓国のドライブスルーＰＣＲ検査が日本に紹介された当時、日本全体でみれば、否定的な見解が多くを占めていた。そもそも日本では感染症の専門家を中心に、ＰＣＲ検査のデメリットばかり強調する偏った意見で占められていた。ＰＣＲ検査の拡充自体が、本来は陽性と診断すべき患者を陰性と判断してしまう「偽陰性」の人数を増やすとか、検査に訪れる市民や陽性と判断された患者が医療機関に殺到することで医療崩壊を招くとか、陽性と判断されたところで治療法もないのだから意味がないといったものだ。今になってみれば、日本のＰＣＲ検査体制が貧弱である事実を巧みにごまかしながら、重症化を前提にＰＣＲ検査を検討するという、限定的運用を正当化するためのロジックであったことがわかるが、世界の潮流から大きく外れたミスリードを、日本の独自戦略などと言いきってしまうところが嘆かわしい。

そんな逆風下でも、新潟市保健所がいち早くドライブスルーＰＣＲ検査を導入できたことは称賛に値する。新潟市では、過去の新型インフルエンザの際にもドライブスルーＰＣＲ検査を実施していたことが報道されており[*12]、この経験を活かせたことが、今回の迅速な行動に結びついたのだろう。十余年前の経験を着実に後世に伝え、確実に活かせていることは、今回の日本のコロナ禍を振り返るにあたり、大いに参考にすべき点である。

世界中のオープンデータがリアルタイムに入手できる今、取り繕ったり、欺《あざむ》いたりするのはおのずと限界がある。自己正当化に固執せずに、アカデミズムの精神をもってデータに基づいた建設的な議論を促していかねばならない。専門家を称する人々にただ盲従《もうじゅう》するのはアカデミズムの欠如と衰退にほかならない。

われわれが危機の声を上げてきた中、科学教育研究所の小田垣孝九州大学名誉教授や東京工業大学の小野京右名誉教授などさまざまな専門家も声を上げはじめた。[*13、14] 世界各国で取り組まれている方策や意見に真摯に耳を傾け、日本の英知を結集させて政府を支援していくことが今後の備えになるだろう。

出口戦略としてのPCR検査

ところで、日本の感染者数や死亡者数が欧米よりも圧倒的に少ないからといって、欧米に比べて社会・経済活動への影響も小さくて済んだかというと、必ずしもそうではない。報道されているように、上場企業の大半が急激な業績悪化に苦しんでいる。中小企業はなおさら厳しい状態だ。経営破綻した企業もあり、雇用も依然不安定だ。

なかでも自粛要請と移動制限は、日本経済に甚大な影響をおよぼした。2月24日の新型コロナウイルス感染症対策専門家会議の見解の公表以降、「瀬戸際」「正念場」「ヤマ場」と切羽詰まった自粛要請が続いた。4月7日になって7都道府県に緊急事態宣言が出され、

４月16日には全国に対象範囲を拡大するに至った。５月４日に宣言の延長が決まり、東京や大阪などの大都市は５月26日までは自由に身動きがとれない状態だった。段階的と言えば聞こえはいいが、これらの刹那的で中途半端な政府による制限実施は、第二次大戦下で戦力を逐次投下して失敗した日本軍に通じるものがあるという気がしてならない。

新型コロナウイルス感染症対策で世界から称賛されているニュージーランドは、外出などの制限に法的強制力を持つロックダウンを実施したが、最も厳しいレベル４の発令期間は約１ヵ月にとどまり、最初の国内感染者の報告からわずか１０３日目の６月８日に国内の感染者ゼロを達成し、移動制限などすべて解除した。[*15] 最初の国内感染者の報告から、６月末で１６６日目に突入する日本とは大きな違いである。同じく国際的な称賛を受ける台湾は、ニュージーランドとは対照的に高度な移動制限は実施しなかったが、最初の国内感染者の報告に先立つ１月初旬から対策に取りかかり、ＰＣＲ検査と陽性者の隔離を徹底して、台湾本土での感染者発生を83日目までに収束させた。[*16] 公立学校も一時的に休校措置がとられたが、２月下旬には感染予防対策を実施した上で再開されており、３月上旬から５月の緊急事態宣言の解除まで長期にわたって学校閉鎖を強いられた日本とは雲泥の差である。もっともこれらの両国とも、国の規模は日本に比べて小さく、人口も少ないことから、比較する対象として適切でないかもしれない。もちろん、国土も広く都市の過密度も高い日本における対策は、先の両国に比べれば困難であるのは確かだ。ただ、ここで述べたいのは、両国とも徹底した施策を迅速に開始していた点が共通していることである。それに比べて日本の対策は、法的に自粛の要請が限界という中で、PCR検査体制も不十分なままで、東京五輪や、中国共産党の習近平国家主席の来日への配慮など、さまざまな思惑もあり、事実上の国境封鎖までにかなりの時間を費やした。「ダイヤモンド・プリンセス号」の対応に追われていたという他国にない不利な条件が加わっていたにせよ、戦力を逐次投下するような日本の政策実行の姿勢が、残念ながら今回の新型コロナウイルス感染症の対策でも露呈してしまったのだろうと著者らは考えている。

山梨大病院のある山梨県では、大都市より早く5月14日に緊急事態宣言が解除された。この頃の山梨県の新型コロナウイルス感染状況は、間もなく60例目に達しようとする人数のPCR陽性患者が報告されていたが、幸い大規模な集団発生には至っておらず、県内の医療機関でも陽性患者の退院が増えて病床に余裕が生まれていた。一方の経済的影響は、日々悪化の一途をたどっていた。それというのも、山梨県は観光地が多いため、外出自粛により宿泊施設や観光施設、交通会社に多大な影響が生じていた。また、トウモロコシやさくらんぼ、桃やすももなどの名産の農産物も高級品を中心に消費の大幅減少の影響を受けており、産地ならではの果物狩りも閑古鳥の状態に陥った。もちろんこれは山梨県だけの問題でなく、全国各地に広がる危機的状況の一端にすぎない。他の都道府県も緊急事態宣言が発令され解除されるまでの約1ヵ月間にとどまらず、全国の学校への休校措置が開始された3月上旬以降、短く見積もって約2ヵ月半、緊急事態宣言が長引いた8都道府県に関しては約3ヵ月間という長きにわたって社会・経済活動が著しく停滞し、早急な回復は見込めない甚大な被害が生じた。

日常的な活動が長期間制限され、解除後の戦略も見通せなかったことにしびれを切らした18の道県知事らは、「感染拡大を防止しながら一日も早く経済・社会活動を正常化し、日常を取り戻すための緊急提言」を独自にとりまとめ、5月21日に記者会見を行った。会見では、ＰＣＲ検査を主とした検査体制の大幅な拡充に重点が置かれ、これまで著者らが主張してきた通り、ＯＥＣＤ諸国の中でも最低レベルのＰＣＲ実施件数を一刻も早く脱する必要性がこのとき改めて浮き彫りになった。

もっとも、ＰＣＲ検査体制の増強に関しては、春先から新型コロナウイルス感染症対策会議にも事実上、受け入れられた状態であった。一方で課題となっていたのは、検査体制の大幅な拡充の方策だった。4月6日に安倍晋三総理（当時）はＰＣＲ検査の実施数をそれまでの倍となる一日当たり2万件にまで増やすと表明した。われわれは大変心強く感じたが、実際にＰＣＲ検査の実施可能件数が2万件にまで到達したと公表されたのは5月15

日になってからであった。つまり、緊急事態宣言が大都市を除いて解除されるまで、PCR検査の実施可能件数は十分でない状況が長らく続いていたことになる。6月に入ってから、実施可能件数は民間検査機関の上積みによりようやく3万件目前まで達し、足元の感染状況が一時的に落ち着いていることもあって、逼迫感は解消しているようにみえた。ただ、7月以降も予断を許さない状況であることには変わりなく、18道県知事らも表明したように、まずは10～20万件程度を目途に検査能力を向上させていくことが必要である。

こうして概観してくると、読者の皆さんからすれば「なぜもっと早く検査体制を整え、増やすことができなかったのか」と疑問を覚えたり、呆れかえったり方も少なくないだろう。新型コロナウイルス感染症との闘いは一筋縄ではいかない。7月に入ってからは再び感染者が増加している。第2波の真っ只中にいるが、第3波、第4波と襲来する可能性が否定できず、これまでの日本のPCR検査体制の現実に向き合っていかねばならない。

PCR検査の二つの〝隠れた〟壁

厚生労働省のホームページに掲載されている「国内における新型コロナウイルスに係るPCR検査の実施状況（5月21日時点）」によれば、この時点での国内のPCR検査の最大能力は、2万4066件であり、これまで検査の主流を占めてきた地方衛生研究所・保健所の６６２５件（全体の27・５％）に対し、民間検査会社が１万７７７１件（全体の44・８％）と最大検査実施可能機関になったことがわかった。やはり、民間検査会社が加わったことでＰＣＲ検査数がグンと伸びたわけである。

一方、大学病院はどうか。その数値は１９３０件（全体の８％）にとどまり、民間検査会社に大きく水をあけられている。18道県知事らが10万〜20万件の検査体制の拡充を求めていた最中、われわれは民間会社の活用と並んで、大学病院もぜひ活用してほしいという思いから、大学の蜂起を訴えたが（77頁で触れた）、現状は完全に空振りに終わった。大学病院の活用は京都大学iＰＳ細胞研究所の山中伸弥教授や免疫学が専門の本庶佑教授らも広く社会に訴え、安倍総理（当時）にも進言した。だが、文部科学省によるＰＣＲ検査機器の調査が報道されたのは５月13日になってからであり、国内のＰＣＲ検査体制の大幅な拡充に向けた動きの中では、大学病院は完全に蚊帳の外で、今もその傾向が続いているといってもよいだろう。

では、なぜ大学病院でのＰＣＲ検査が進まなかったのだろうか。その背景には少なくとも二つの〝隠れた〟問題がある。それは、「縦割り行政」と「大学側の費用負担の問題」である。

縦割り行政の問題は、長らく日本の構造的問題としてさまざまな場面で取り上げられてきた。今回の日本の新型コロナウイルス感染症の一連の対応では、これまでにないレベルで縦割り行政の弊害が顕著に表れたと感じている。そのため、これまでの日本の一連の対応を検証する上で最重要の論点としたい。

大学病院でＰＣＲ検査が進まなかった根源を端的に言えば、大学病院が置かれている複雑な環境、すなわちその立ち位置にある。大学の主務官庁は文部科学省であり、一方の医療は厚生労働省であるということだ。１９７３年当時の田中角栄内閣により閣議決定された一県一医大構想により、大学の医学部と大学病院は47都道府県すべてにあり、特に地方では大きな医療資源となっている。２０２０年の新型コロナウイルス感染症のような未曽有の国難こそ、大学病院の医療資源を活用する方向に動くべきところ、厚生労働省主管の医療の対策の中では、文部科学省主管の大学病院は蚊帳の外だったということだ。挙国一致で取り組むべきだったＰＣＲ検査体制の拡充の一点だけを取り出して考えてみても、大学病院の活用は非常に乏しく理想の形とは程遠い。これが縦割り行政の故であったことを思えば、非常に残念でならない。

次に、もう一つの問題である大学側の費用負担の問題について触れよう。山梨大病院は、感染症指定医療機関ではなかったが、学長である私と武田正之病院長の指示の下、１月下旬から新型コロナウイルス感染症との闘いを繰り広げてきた。闘いを勝ち抜いていくために決して避けて通ることができないのが、費用負担の問題である。

　山梨大病院の病床数は６１８床。このうち一般病床は５４８床と大学病院の中では中規模の病院だ。ここ数年の稼働額（収入）は右肩上がりであり２０１９年度は約２００億円規模の稼働額を維持していたが、２０２０年２月単月は、前年度比４４００万円の減収となった。これは二月半ばから一般病棟の47床を新型コロナウイルス専用病棟に転換したことによる影響が大きい。翌３月も単月で前年度比１億３５００万円の減収であり、医師や看護師の専門チームの形成に伴って手術を制限したことなどが大きく響いた。２０２０年４月から９月までの上半期の見込みは、外来収益で前年度比約６億円、入院収益で約15億円の合計21億円の減収が見込まれており、これは年間稼働額の10％に相当する。

　一方の費用負担についても、新型コロナウイルス対応の直接の関連費用だけで２月から３月にかけて約３０００万円、４月単月で約４５００万円であり、県からの補助金事業の分を差し引くと、単月当たり約１６００万円の費用負担を強いられているのが現状だ。今回の新型コロナウイルス対応では休止病棟を再稼働するための整備や外来へのプレハブの設置、検査機器の購入などの費用負担が増えた。

　感染拡大に伴って避けることができない減収や費用負担はあるとしても、このような過酷な経営環境下では、ＰＣＲ検査を拡充していきたいのにそれができないという現実に直面する。全国の国公私立大学医科大学長、医学部長と附属病院長が参加する一般社団法人全国医学部長病院長会議は、2020年4月並みの減収が続いた場合、全国80大学で年間4864億円の損失が出るとの推計を明らかにし、安倍総理に支援を求めた。国立大学は2004年度の法人化以降、運営費交付金を年間1%削減されており、財政的な締めつけにより組織は相当に疲弊している。こうした財政的な疲弊の影響もあり、私たちが訴えた大学の蜂起は叶わなかったのだろう。

こうした医療に関連する経営危機は、大学病院だけではなく、診療所などの開業医や公的、民間の双方を含むさまざまな医療機関も今、まさに直面している。5月に公表されたデータによれば、全国の8割の医療機関で経営が悪化している。このような厳しい状況下で、5月18日には日本医師会の当時の会長であった横倉義武氏が、7兆5000億円余りの医療機関への支援を政府に要請した。こうした経済面での支援に加え、医師や看護師などコメディカル、下支えする関連職種など多くの医療従事者が肉体的、精神的、社会的な疲弊と困難を抱えており、医療全体が維持・継続の可能性に大きな疑義を抱えた状態にある。医療従事者への国からの慰労金の支給や、都道府県などからの医療機関への財政的支援、個人・団体からの寄附など、医療従事者と医療機関に対する物心両面への支援が始まりつつある。現場が崩壊してしまってからでは遅い。新型コロナウイルス感染症の再襲来に備えて、今こそ医療全体に対する迅速な財政的支援が必要である。

再び増えている陽性者が示すもの

５月25日、全国レベルでの非常事態宣言の解除、そして６月12日には東京都民に感染拡大の警戒を促す東京アラートの解除、同月19日には接待を伴う飲食店などの営業が再開され、人の移動が徐々に増えつつあった。われわれは山梨県にいるため、東京都内の人出の様子を肌で感じる機会は少ないが、朝の通勤電車はコロナ前とほぼ変わらない乗客数になっている路線もあったという。夜の飲食店もコロナ前ほどまでにはいかないが、やや混み合っているところもあるようだ。６月末からの感染者数の増加を踏まえれば、大都市の非常事態宣言の緩和と、その後の経済活動の再開は、やや拙速に事を進めた感がぬぐえない。

コロナ禍を契機に本格的なテレワークへのシフトが進みつつあるようだが、環境整備をするにあたってのコストを考えると、日本で多くを占める中小零細企業では未だ難しいだろう。またテレワークの拡大に伴う問題も表面化してきている。一例を挙げれば、企業機密がオンライン上で流出した事例が報告されている。そして大打撃を受けた飲食店は資金面でもうこれ以上営業休止するわけにはいかない。アクリル板やフェイスシールドなどを使って接客をしているところや、宅配を強化したり、店員を一切介さない注文システムに切り替えたりなど、それぞれできる限りの取り組みをしている。感染が完全に収束するまで、出勤せずに休業することが根本対策だとは思うが、それではますます経済が立ちゆかなくなり、資金繰りや解雇によって自殺者が増加することも懸念される。

人と人との接触が増えると、それに伴って感染機会も増えるので、6月末から東京都を中心に再び陽性患者数が増えはじめたことは、医師や専門家でなくても、ある程度予想ができたことであろう。7月16日には全国で確認された新規感染者数が600人を超え、5月末の宣言解除後以降で1日当たりの最多の数となった。さらに7月末から8月にかけては1日1000人を超える日が続いている。県境をまたいだ移動が解除されてから明らかに、東京都を中心に全国的に感染が再び増加しはじめている。

東京都ではとりわけ、新宿区の歌舞伎町や豊島区池袋を中心とした「夜の街」での感染がクローズアップされ、ホストクラブやキャバクラ店などの従業員を対象にPCR検査が大規模に実施された。「夜の街」を中心に局所的なPCR検査を実施したことで、ことさら「夜の街」ばかりが注目されているが、新型コロナウイルス感染症は、「夜の街」だけの問題では決してない。少し記憶をたどれば、東京都内を中心に、多くの医療機関が院内感染で診療縮小を余儀なくされていたことが思い出されると思う。すなわち、市中には相当な規模で蔓延していたのがすでに明らかなのだ。PCR検査数が増えれば、当然に陽性者の数も増える。したがって、「夜の街」ばかりターゲットにせずに、早くから丸の内や霞が関でも同規模で検査を行っておくべきだった。なぜならば、広範に実施しているＰＣＲ検査であれば地域の感染蔓延状況をある程度予測できるが、「夜の街」などの局所的検査だけでは、全体像が全くわからなくなってしまうからだ。小池百合子東京都知事は、定例記者会見で、ＰＣＲ検査数が増えていることに言及し、「接待を伴う飲食店の従業員が集団検査を受けるケースもあり、全体の陽性者数が増えているともいえるが、さらに警戒が必要な段階と認識している」と述べている。この当時の東京都のＰＣＲ検査数は、せいぜい１日当たり３０００件程度であり、人口規模や感染蔓延状況からすれば全く足りていない。この後、１日当たり１万件まで検査数を増やすことを表明したが、第１波の直後から取り組めば、もう少しましな検査体制が構築できたのではないだろうか。スピード感が全く感じられない。

山梨県内は幸いにして大都市に比べれば圧倒的に人口が少なく、人口密度も低いため、大規模な集団感染事例もなく、感染者もぽつりぽつりと報告される状況で、医療体制にもまだ余裕がある。緊急事態の宣言解除後からは、週に１、２人の新規感染者が報告されてきていたが、このところの全国的な患者数の増加に伴って、８月１日現在、94症例目が報告されていたが、さらに感染が拡大して９月９日現在は１７８人である。感染者の増加に合わせて重症者も着実に増えている。山梨県は東京都と隣接しているため、都内との移動をしている人が感染しているケースが目立つ。山梨大病院も、5月以降、落ち着きを取り戻しつつあり、中止していた手術の再開などを進めてきたが、PCR検査体制の増強は怠らず、新型コロナウイルス感染症の専用病棟やドライブスルーPCR検査体制も維持を続けている。

6月下旬から再拡大している新型コロナウイルスは主に、体力のある20～30代を中心に感染者の報告が相次いだため、重症患者の増加が第1波の頃に比べると少ないと楽観視されている様子がある。しかしこの後も患者数の増加が見込まれることから、予断を許さない状況に変わりはない。7月22日から開始された「Go To トラベル」キャンペーンは、土壇場になって東京都を対象地域から除外したが、日本全体で強力な外出制限がかかっていた4月頃と異なり、キャンペーンの雰囲気も手伝って東京をはじめとする大都市の人の移動状況は、コロナ禍の前の状況まで回復してきている。一時は「東京アラート」などと称して、レインボーブリッジを真っ赤にライトアップしていたが、橋が真っ赤になっても、肝心の人の動きが止まらなければ効果はないに等しい。日本政府も含め、経済回復と感染対策の八つ裂き状態になってしまっていて、第1波の時よりも状況としては悲惨である。同じ時期から感染者数、死亡者数の増加に見舞われているオーストラリアのメルボルンは、ただちにロックダウンに踏み切っている。日本はロックダウンを避けた集団免疫戦略を選択したスウェーデンや、経済活動を最優先したブラジルのような戦略に移行していく心づもりなのだろうか。いずれにしても、死亡者数が継続的に増加してきており、日本の戦略がいつまでも中途半端であるのが最も気がかりである。

混迷する政府のコロナ対策

ＰＣＲ検査不足や給付金、マスクの配布の遅れなど、今回の日本政府の対応にはさまざまな批判の声が上がっている。一方で、日本政府の対応を擁護する声、称賛する声も少なくない。われわれはこれまで、科学的視点に立脚して根拠となるデータを示し、そのときどきで正しいと考えられる方向性を確固たる姿勢で主張してきた。アカデミズムに立脚し、日本ならではの忖度《そんたく》を排してきたので、激烈とまで評する声もあるが、われわれに個人攻撃の意図は全くない。むしろ、いわゆる専門家から繰り出される筋違いな新型コロナウイルス感染症への対応を本来あるべき望ましい方向に向かわせるべく、端的にあるべき姿を主張しているにすぎない。

ＰＣＲ検査については、ここまで幾度となく繰り返し検査体制の増強を訴えてきた。それにもかかわらず、未だに必要な増強が叶わない現状は、結局のところ、対応初期の頃からの失敗を引きずっている状況と言えよう。われわれはこうなることを懸念して、これまで一生懸命、警告を発してきたが、いかんせん、いわゆる専門家らの厚い壁に阻まれる形でなかなか浸透してこなかった。本当にもどかしいことで、先の第1波は、国民の自主的な協力など、さまざまな幸運が重なってパンデミックを回避できたにすぎない。感染症医である神戸大学の岩田健太郎教授も「週刊東洋経済」（2020年7月18日号）で「運よく感染者が少ないときにクラスターを察知し、感染者の総数を抑えられたためギリギリ乗り越えられた」と述べている。柳の下にどじょうはいない。今後のためにも第1波の幸運を過大評価すべきではない。

日本政府の対応は、相当な紆余曲折を経ながらここまで来たが、この間、感染症対策の専門家会議が持つ影響力は相当に大きいものがあった。感染拡大の初期には、メディアを通じて記者会見の様子を目にした人も少なくないだろう。2月からコロナ対策を政府と共に検討してきた専門家会議は、6月24日に前触れもなく、あえなく廃止となった。西村康稔・経済再生担当大臣の記者会見は、当の専門家会議のメンバーにも寝耳に水だったようだ。突如廃止された専門家会議に代わって、新型インフルエンザ等対策特別措置法に基づく新たな分科会が設置された。分科会の名称は「新型コロナウイルス感染症対策分科会」。構成員は18人で、専門家会議副座長だった尾身茂・地域医療機能推進機構理事長が分科会長に就任した。さらに公衆衛生やリスクコミュニケーションの専門家、感染症指定医療機関の医師や、医療法人や保健所の代表、全国知事会で新型コロナ対策本部長代行も務める平井伸治鳥取県知事、小林慶一郎氏など経済政策の専門家らも入った。

廃止された専門家会議に対しては、日本政府と同様に以前から批判の声が絶えなかった。新たに設置された「新型コロナウイルス感染症対策分科会」の構成員と比較すると問題点がよくわかる。新たな分科会は、専門家会議のメンバーを半数超、引き継いでいるが、外れた4人はいずれも感染症の専門家である。一方、新たに加わった10人のメンバーの中に感染症の専門家は一人だけであり、感染症専門家に偏りすぎた結果、経済対策等がなおざりになったとの批判に応えた布陣になっている。ただ、分科会を外れた4人の感染症専門家分科会の上位組織である新型インフルエンザ等対策有識者会議のメンバーではあるので、結局のところ、専門家会議の組織体が大規模化しただけともいえる。

これまでの専門家会議の問題点を専門家が感染症領域に偏っていたことだけに矮小化するのは、実態に照らせばあまりフェアではない。PCR検査体制に関する大失態やクラスター対策ばかりに傾倒してきた姿勢、議事録も残さず事後の検証すら容易でなくなった会議体の運営など、これまでの所業を踏まえれば、新たな分科会からは、全員外れていただくのが本筋ではないか。仮に、余人に代えがたいほど引き継いだ8人に頼らざるを得ない状況があるのだとすれば、人材育成を怠ってきたことそのものに問題がある。あるいは、人材は豊富なのに登用されていないのだとすれば、政策決定に関与する専門家の選択方法そのものに問題がある。政府に対して直言できる専門家を登用しなければ、政策決定の都合に合わせて、そのたびごとに専門家の見解がぶれて、専門家への信頼を失墜させてしまう。御用学者と揶揄されるような政策のちょうちん持ちは、時に国民の生命や財産を脅かすことにもつながりかねない。これは、今回の新型コロナウイルス感染症対策に限られた話ではなく、日本に根深く存在する問題点であり、根深さの故に解消が容易でない。

新たな分科会は、構成メンバーをみてもこれまでとは異なる役割を果たしていくことになる。構成員数が増えたことで、これまでよりも多角的な視点で物事が検討されることになるだろう。分科会自体が、これまでのように表舞台に出ることは減るだろうが、専門家としての矜持をもって現在の難局に取り組んでいってもらいたい。

感染が広がる状態が続いているのにもかかわらず、政府は、国内旅行の需要を喚起する「Go To トラベル事業」を7月22日から東京都を除いて開始した。今回のコロナ禍で観光・旅行業界への打撃がすさまじいものであったことはもちろん理解できる。しかし、再び感染拡大の傾向がある中で、旅行してください、というのはあまりにも楽観的にすぎるのではないか。政府の方針に対しては、全国各地の自治体から批判の声が上がった。辛うじて東京都を除外する方針が出され、一定の歯止めは期待できるが、感染者の報告が全国に拡大する中で、第２波の先行きはより一層、不透明になってきている。

先の見えない闘いの中で

２０２０年の７〜８月に開催予定だった東京五輪。本来ならば、日本の選手の活躍に胸を躍らせ、メダルの数を気にするという日々が続いていただろう。２０２１年に延期されたが、現在の世界の感染蔓延状況を踏まえると、残念ではあるが、通常開催は絶望的な状況だろう。もともと、３月24日に東京五輪の延期が決定される前から、仮に延期するとしても1年では厳しいということを私は発信していた。少なくとも2年は延期しないと、開催準備も含めて対応が追いつかないのがその理由であったが、現在でも世界中で感染者の増加が止まらない状況では、開催したところで、選手も観客も安心して来日することがままならない。

現在の世界的な感染拡大を止めるためには、治療薬とワクチンの開発が急務である。治療薬は、米国、ギリアド・サイエンシズ（Gilead Sciences）社のレムデシビルが5月7日に特例承認を受けた。レムデシビルは、エボラ出血熱の治療薬として開発され、安全性までは確認されていたが、今回、新型コロナウイルス感染症の治療薬として有効性が確認され、異例の速さで承認にこぎつけた。問題点は点滴薬であることと、現時点では重症者の治療に限られていることである。7月21日には、ステロイド薬のデキサメタゾンが「新型コロナウイルス感染症診療の手引き」に追加されたが、ステロイド薬はもともと重症感染症の治療で用いられており、新型コロナウイルス特有というわけではない。ステロイド薬の使用により、重症例における死亡例を減少させることが期待されている。

一方、ファビピラビル（アビガン）は、日本製の新型コロナウイルス感染症治療薬として当初、高い期待を集めたが、特定臨床研究を行った愛知県の藤田医科大学の報告では、医学的な有効性が認められなかった。また、膵炎治療薬として用いられるナファモスタットメシル塩酸も治療薬としての有効性が示唆されているが、8月1日時点で承認までには至っていない。抗マラリア薬のヒドロキシクロロキンも治療薬として期待が高まったが、死亡率が高まるという論文が出て臨床試験が一時中断されるなど、効能や安全性が確立していないのが現状である。山梨県出身で山梨大学卒業生の大村智博士がノーベル賞を受賞した寄生虫治療薬、イベルメクチンも治療薬候補として名前が挙がったが、有効性についての明らかな報告は得られていない。そのほかにもさまざまな薬剤が取り沙汰されているが、光明は見出されていない。

ワクチン開発も国際的な競争環境の中で、各国が取り組みを行っている。WHOによれば、9月8日現在で34種類のワクチン候補が臨床試験に入っており、製薬企業もしのぎを削っている。7月31日には、加藤勝信厚生労働大臣（当時）が、米製薬大手のファイザーが開発中の新型コロナウイルスのワクチンについて、２０２１年6月末までに日本側が6千万人分の供給を受けることで基本合意したことを発表した。ワクチンは争奪戦になることが予想されていることから、供給契約を締結できたことは評価できる。ただ、新型コロナウイルスに感染した人の抗体は、急速に衰えてしまうことも報告されており、感染後数ヵ月で免疫がほとんどなくなることも示唆されている。仮にそれが正しいとすると、ワクチンに過度な期待はできないこととなり、感染早期から使用できる治療薬の登場を待つしかないといえよう。

仮に今回の新型コロナウイルスのワクチンや治療薬が開発されたとしても、今後また新たなウイルスが出現するおそれは非常に高い。今回のコロナ禍で噴出した課題を活かした施策、体制づくりを早急に進めなくてはならない。かつての重症急性呼吸器症候群（ＳＡＲＳ）の教訓を活かした台湾や韓国は、今回の新型コロナウイルス感染症対策で国際的に高い評価を受けている。学長である私自身も、かつてのＳＡＲＳの時の山梨県の医療体制に関する苦い記憶が、今回の山梨大病院の新型コロナウイルス感染症の取り組みにつながったと感じている。現在進行形の新型コロナでは、臨機応変に対処し、リーダーシップをもって取り組みを推進していく必要がある。もちろん、国際的な動向を注視することも欠かせない。山梨県でも長崎幸太郎知事のリーダーシップの下、感染症指定医療機関を中心として、県全体を挙げた医療体制の確保が進められており、かつてのSARSの際の状況とは、よい意味で異なってきている。山梨大病院としても、県全体の状況を見据えながら、重症者対応を中心とした役割を果たし続けていけるよう、体制維持を図っていく必要がある。

体制を維持していくためには、「人」と「金」の両面への対処が欠かせない。専用病棟に配属されている特設チームのメンバーは、常に高い緊張感を強いられており、社会的な偏見やスティグマ（烙印）への恐怖にも脅えている。山梨大病院では、特殊勤務手当の給付など、前線で頑張っている医療者に報いる方策をとっているが、今後はストレス軽減のためのメンタルケアなど、よりきめ細かな対応を図っていく必要がある。一方、「金」の側面に関しても、新型コロナの影響で、2月以降、現在に至るまで毎月、減収が続いており、これは国立大学病院全体で同様の傾向である。第二次補正予算が成立し、厚生労働省の新型コロナ対策の関連事業に5兆円近くが割り振られた。自助努力だけでは限界があり、これらの緊急補助が一刻も早く現場に届くよう政府や都道府県の関係者のご協力をお願いしたい。

山梨県でも取り組みが始まっている。長崎幸太郎山梨県知事は、５月19日に「やまなしグリーン・ゾーン構想」を公表した。これは、新型コロナウイルス感染症の第二波、第三波が襲来した場合でも、県民の生命と県の経済を両立しながら不断に前進し続けることができる社会（「超感染症社会」）への脱皮を目指すものであり、全国トップクラスのＰＣＲ検査実施数を達成するなど意欲的に取り組まれている。富士山や温泉など、世界に誇る観光資源を持つ山梨県ならではの取り組みであり、山梨大学としても全面的に協力して、山梨県の観光振興、経済再興を支えていきたいと考えている。

山梨大学では９月現在でも、感染拡大予防のため、原則オンライン講義が行われている。実習が不可欠な医学部や看護学部の授業では、感染対策に万全を期しながら、可能な範囲で実習を再開しつつあるところだが、従来の水準までには程遠いのが現状である。新型コロナの影響は、勉学はもちろんのこと、学生の生活にも大きな影を落としている。休業や客足の減少の影響でアルバイトが激減し、経済的に厳しい状態にある学生が急速に増加している。経済的に困窮する学生への支援として、給付金の申し込みを募ったところ、３３７名から申請があった。書類審査などを経て困窮度が著しく高かった48名に５万円の緊急の給付を行った。また、医学部では20名の対象学生を募集し、一人当たり10万円の臨時奨学金を給付している。

今回のコロナ禍は、日本社会が抱えるさまざまな問題を白日の下にさらした。医療界も例外でなく、露呈した数々の問題は、新型コロナの流行以前から、医療の現場において問題視されてきたことと根深い部分でつながっている。現在は、山梨大学学長を務めているが、かつては附属病院の院長でもあったので、地方国立大学の立ち位置から痛感してきた医療の現場が抱える課題が、一向に解決していないことを改めて強く感じることとなった。地域における高度先進医療の提供と医療人材の育成、そして医学研究という三つの役割を担う国立大学病院は、今回のコロナ禍で本来の力を十分に発揮できない状況に陥った。その背景には、現在の国立大学医学部や附属病院が置かれている厳しい状況がある。そして、その厳しさの度合いは、地方国立大学で最も顕著である。

かねてから地方国立大学やその附属病院の現状を憂えてきたこともあり、今回のコロナ禍によってすでに多くが限界に達しているのではないかと、学長としての立場で抱く危機感はさらに強まるばかりであった。いつからこれほどまでの厳しい状況に陥ったのか。何が現在のような厳しい状況をつくり上げてしまったのか。どうしてそれを避けることができなかったのか。背後に潜む根深い問題を紐解くため、第2章では、国立大学医学部と附属病院が抱える「人」と「金」の両面に着目し、光を当てていこうと思う。

第2章　地方国立大学病院と地方医療の苦境

アカデミズムの衰退——政府の「文化大革命」——

今回われわれ山梨大学は、新型コロナウイルス感染拡大の予防のため、PCR検査の拡充を強く訴えかけた。そして全国の保健所や医療現場が絶望的な状況に陥る前に、全国の国立大学医学部や大学病院がこの危機を救うべく立ち上がれ！と、〝蜂起〟を呼びかけた。しかし、反応は芳しいものではなく、完全に空振りに終わってしまった。

また、2020年1月29日と3月4日に開催された一般社団法人国立大学協会総会において、私は学長として新型コロナウイルスへの対応について、国立大学全体が連携して取り組みを強化していかなければ、日本全体が未曽有の危機に陥ってしまう、と総会参加者の各大学学長に警鐘を鳴らしたが、国立大学全体としての大きな動きにはつながらなかった。そこには、新型コロナウイルス感染症に対する国立大学医学部と大学病院全体の危機感や診療姿勢に関する意識の差が潜在していたことが主な要因だろう。国立大学でも医学部がない大学があるので、「うちの大学は医学部や附属病院がないから関係ない」と考えていた学長も少なからずいたはずだ。しかし、医学部を持つ国立大学の反応もいまひとつであったことは、私をより一層落胆させた。

私自身も山梨県という地方の大学の学長を務め、かつては病院長として附属病院を率いていたので、私以外の学長の気持ちもわからないわけではない。各大学の学長らの反応が芳しくなかったのは、国立大学と大学病院自体が置かれている現在の状況が関係している。医学部を持つ国立大学は「われわれも協力したい」と声を挙げたいのに、実際にはそれが叶わない。ＰＣＲ検査の拡充をすべく協力したいが、できない。つまり、〝蜂起〟をしようと思っても、蜂起できないほど国立大学と附属病院が傷んでいるのが現実なのだ。

何がそこまで国立大学と大学病院を痛めつけているのだろうか。その問題点は大きく分けて二つある。

まず一つは「人」。すなわち、人的資源の著しい不足だ。

そして、もう一つは「金」。すなわち、大学運営に必要な資金と財務に関する問題だ。大学を運営する上で資金は重要で、金が足りないと新たな人材を確保できない。資金不足に陥るとますます人材が不足する。この負のスパイラルを断ち切らない限り、回復はおろか、現状維持ですら到底望めない状態である。

国立大学の中でも、特に棄損の度合いが著しいのが地方国立大学とその大学病院であり、山梨大学と医学部附属病院も例外ではない。国立大学をこんなにも疲弊させてしまった原因には、２００４年の「国立大学法人化」とその後、毎年１％ずつ削減された基盤的経費である「運営費交付金の問題」を挙げることができる。また、２００４年に開始された「新臨床研修制度」の問題、そして２０１４年に設立されたものの、現在まで紆余曲折を抱えている「日本専門医機構」の問題など、複数の問題が折り重なっている。

これら数々の問題を丁寧にはがして国立大学医学部と大学病院が抱える問題の核心に迫ったとき、最も深い底の部分に浮かび上がってくるものは何か。それこそが中央省庁の間で繰り広げられている確執だ。

医学部を含め、国立大学全体の運営などの資金に関する問題では、財務省と文部科学省の間に軋轢《あつれき》が生じている。そして、大学病院に関する最も根深い問題は、厚生労働省と文部科学省の間のすれ違いだ。新型コロナウイルス感染症への対応では、かたくなに大学病院の活用は避けられてきた。こういう政策の裏にも、この両省間の連携欠如が大きく影を落としていたとみられるのである。

これら確執の実相は、中央省庁同士の対等な立ち位置でのつばぜり合いというよりも、むしろ〝文化大革命〟と呼ぶのにふさわしい一方的な淘汰に近い。すなわちかつて中国の秦の時代に始皇帝によって行われた言論、思想、学問の弾圧である、焚書坑儒《ふんしょこうじゅ》にも似たアカデミズムの甚だしい軽視が中央省庁の間に存在している。とりわけ、地方の国立大学とそれに附属する大学病院は、内閣府、財務省、厚生労働省により、徹底的に人と金の両面から弱体化させられてきた。科学技術創造立国を目指しておきながら、反アカデミズムの台頭を許した現在の状況こそが、苦境を迎える今の日本を招来したといっても過言ではない。

本章では、地方の国立大学医学部と大学病院が置かれている苦境に関して、人と金の両面から問題点を深掘りし、すべての問題の根底にある中央省庁間の確執を詳らかにしていきたい。

「人」の不足①　臨床研修医制度の問題

医師のインターン制度「臨床研修制度」の変遷

では人的資源の著しい不足の問題から考えることから始めていきたい。先述で「新臨床研修制度」の問題が人的資源不足の原因の一つになっているとした。この臨床研修制度は、医師や医療関係者ではないと馴染みが薄い言葉だろう。簡単に言えば、医師になるために必要な実地訓練、インターンシップである。医師を目指す者は、6年間医学部で学んだ後、

図1　臨床医の養成課程

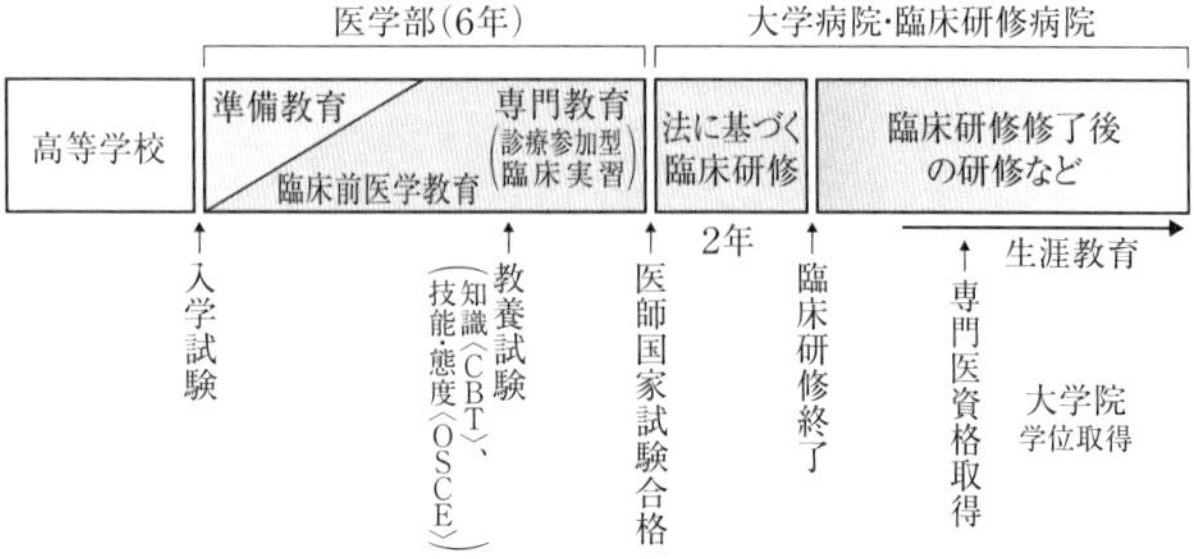

医師国家試験をパスすると次は2年間の臨床研修を病院などで経験しなければならない。医師法16条の2の第一項に「診療に従事しようとする医師は、2年以上（中略）臨床研修を受けなければならない」と定められているからである。2年間の臨床研修の後、専門医を志望する者は、診療科ごとに定められた3～6年の専門医研修を受け、やっとのことで専門医を名乗る医師となれる。われわれは、2004年の新臨床研修制度の導入と、2018年の新専門医制度の開始が、地方の大学病院、はては地域医療の疲弊をもたらしたそもそもの原点であるとみている。

「医師臨床研修制度」の変遷は、昭和21（1946）年にまでさかのぼる。戦後間もないこの年に、「実地修練制度」、いわゆる「インターン制度」が創設された。当初は、国民医療法施行令の一部改正により創設されたが、昭和23（1948）年に現在の医師法が制定され、同法に基づく規定となった。

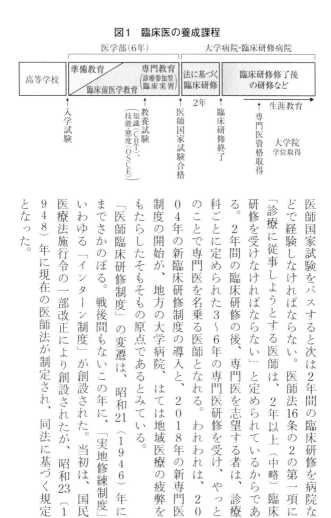

実地修練制度では、大学医学部を卒業した後、医師国家試験受験資格を得るための義務として、「卒業後1年以上の診療及び公衆に関する実地修練」を設けた。実地修練は、医学部学生や研修医の身分と経済が不安定で、指導医の存在も明確でなく、設備も十分でないなどの問題を内包し、何ら解消がなされないまま運用が続けられたため、１９６０年代に医学部学生や研修医の反発がピークに達し、東京大学医学部を皮切りに、大規模な学園紛争へと拡大し、昭和43（１９６８）年に廃止になった。

実地修練の廃止に代わって新たに創設されたのが「臨床研修制度」である。この制度の主な目的は、実地での診療技能を養成することにあった。さらに大学医学部卒業直後に医師国家試験を受験することができるようになり、医師免許を取得した後に、努力規定として2年以上の臨床研修が設けられた。２００４年に「新医師臨床研修制度」が開始されるまで、この努力規定の下で臨床研修が実施され、この間、臨床研修先の約80％は大学病院が占め、専門領域のストレート研修（専門領域の単一診療科に限定された研修）が主流を占め、二つ以上の診療科を研修するローテート式の研修や、内科、外科、小児科、救急診療などのプライマリー・ケア領域を研修する総合診療式の研修は、一部の医療機関に限定されていた。[*1] また、かつての実地修練と同様に、研修生らの身分と経済の保証は不十分なままであり、指導体制についても依然として所属した医局に委ねられている状態であった。

そこで、かつての実地修練と同様に2年間、診療に従事する医師に研修を義務化した（再必修、と呼ばれている）「新医師臨床研修制度」の法制化が望まれた。

「新医師臨床研修制度」が医師法改正により法制化された２０００年は、大学病院などの大病院での医療事故が多発していた時期と重なる。〝医療安全元年〟とされる１９９９年には、肺と心臓の手術予定患者の取り違えにより、２人の患者に誤った手術を行った横浜市立大学医学部附属病院の医療事故があり、翌年には、京都大学医学部附属病院で人工呼吸器の加湿器に消毒用エタノールを誤って注入されて17歳の患者が亡くなっている。また同年には東海大学医学部附属病院でも、経腸栄養チューブに注入すべき内服薬を静脈内に注射して１歳６ヵ月の女児が亡くなる医療事故が起きていた。こうした医療事故の背景には、医療安全教育の欠如があり、「新医師臨床研修制度」の中では、医療安全の教育がより一層重視されることになった。このような社会的背景の中で幅広い臨床能力を有し、患者の全人的な診療と安全な医療の提供を実現できる医師像を目指して２００４年に「新医師臨床研修制度」が開

図2　医師臨床研修制度の変遷

昭和21(1946)年　実地修練制度(インターン)の創設

↓

昭和43(1968)年　実地修練制度の廃止、臨床研修制度の創設

↓

平成16(2004)年　新医師臨床研修制度の創設

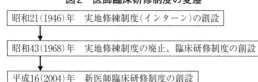

始されることとなった。この制度自体は崇高な目的をもって創設されたが、それとは裏腹に、制度開始前から現場の不満の声が噴出し、特に地方の大学を中心に大きな問題を招来した。

研修医が地方大学病院に来ない！

新しい研修制度がスタートしたものの、臨床研修医は特定の病院、都市部の病院に殺到した。そこで2004年に導入されたのが、研修病院に臨床研修医を割り当てる「研修医マッチング」だ。

この研修医マッチングはまず、臨床研修医は研修希望先リストを、研修病院は採用希望者のリストをそれぞれ提出し、配属先を一斉に決定する。研修医マッチングの導入により、研修病院による臨床研修医の青田買いを防止し、臨床研修医と研修病院の双方にとって希望に沿った決定を得ることができるというメリットが生まれた。その反面、研修医マッチングは、制度開始当初から大きな問題を抱えていた。それが、臨床研修医の大都市への流出である。実際の臨床研修医の数を大幅に上回る定員が認められていたため、臨床研修医の大都市への集中が生じ、2004年のマッチング開始以降、臨床研修医が減った地方からの反発が生じた。そこで2009年以降、都道府県別の臨床研修医の数の上限が設定された。

新臨床研修制度の導入前は、大学の医局が強い人事権を掌握しており、僻地などの地域医療の現場にも医師を派遣することで地域医療の体制をなんとか維持してきていた。しかし、新臨床研修制度の開始によって、各地の大学病院や地方の医療機関は大きくわけて主に三つの打撃を受けることになった。

まず一つ目の大打撃は、臨床研修医が大学以外の医療機関に流出したことである。新臨床研修制度の開始により、自由に研修病院を選択できるようになった。卒後間もない臨床研修医は、救急診療や一般診療などの臨床志向（教育、研究などの側面より、患者さんを診ることに重点を置くこと）が強い傾向があり、臨床志向を持つ臨床研修医の多くは、高度な医療や特殊な病態への診療に偏る傾向のある大学病院での研修よりも、大学病院以外の研修病院での研修を望む。この結果、大学病院から臨床研修医が流出していった。制度開始後の2012年の調査で、大学病院に所属している医師1年目の数は半減していた。[*2] これは大学病院にとって非常に大きな痛手である。そして、この傾向は、特に地方大学で顕著に表れた。それというのも、大学病院以外で臨床研修医を受け入れるためには、それなりの教育体制の構築が求められるが、そもそも医師自体が大都市に偏在し、研修病院もおのずと大都市に偏在していたことで、地方大学を卒業した研修医が、大都市の研修病院に流出するのは自然な流れであったからである。

そして二つ目の大打撃は、臨床研修医が大学病院から流出したことで、大学の医局が地域医療の現場に派遣していた多くの医師を大学に呼び戻す必要に迫られたことである。臨床研修医の流出により失われた労働力を確保する目的に加えて、新臨床研修制度に合致した教育体制の構築が急務となった。地域の医療機関に派遣されていた主として中堅クラスの医師が大学に呼び戻されることで、新たな派遣を受けることもできない地域の医療機関には空白が生じた。もっとも、地域に臨床研修医を受け入れられる教育体制がある研修病院があれば、大学病院による医師の引き上げの影響も緩衝される。しかしながら、先に述べた通り研修病院の多くは大都市に偏在しており、大学病院による医師の引き上げに伴って悲鳴を上げたのは地方の医療機関であった。

三つ目の大打撃は、研修が終わった臨床研修医の進路である。臨床研修制度開始当初は、大学に戻る研修医は極めて少なく、制度の改正や研修医自身のポジションも十分になかったこともあり、大学病院以外の研修病院に所属した臨床研修医のうち一定数が、2年間の研修終了後に大学医局の所属となった。厚生労働省が2012年に行ったアンケート調査によれば[*3]、研修修了予定者の約50%が出身大学の医局に所属する予定であり、約25%は卒業した大学以外の医局に所属する予定であると回答していた。したがって、研修修了予定者の約75％は、医師3年目から大学医局の所属になり、一見、大学病院が潤ったようにみえる。しかし、実はそうではない。大学病院以外の臨床研修病院で研修を受けていた臨床研修医に限ってみると、出身大学の医局に所属する予定と答えた者は約35％となり、入局する予定がない、わからない、がそれぞれ約20％ずつ、合計約40％を占めていた。したがって、大都市の病院での修了者は、約40％が医師3年目以降も大学病院には戻らず、その多くが大都市での勤務を続けるなど、大学以外の場所で働いているのである。

　地方の大学病院や病院が人材不足のスパイラルの状況に陥った背景には、新臨床研修制度の開始後、研修医の募集定員を、研修希望者の１・３倍を超える規模まで拡大していたことを放置し、臨床研修医が大都市に集中する傾向を容認していたことに大きな要因がある。２００９年になってようやく都道府県別の臨床研修医数の上限が設定されたが、同時に激変緩和措置が設定され、募集定員が研修希望者の１・１倍の規模まで収束するのに約10年もの時間を要した。この間、地方大学医学部は疲弊し続けた。

　では現在の状況はどうなのか。ここからは最新版の医師臨床研修マッチング協議会が実施した令和元年度（令和2年度研修開始）の医師臨床研修マッチング結果を読み解きながら状況を探っていきたい。表１は、２０１９年度の医師臨床研修マッチング結果のうち、42の国立大学医学部と8の公立大学、合計50の大学病院の本院における募集者数、マッチ

表1　令和元年度マッチング結果

順位	都道府県	病院名	大学病院（施設別）定員充足率（%）	大学病院（施設別）募集定員
1	奈良県	奈良県立医科大学附属病院	100	57
2	大阪府	大阪市立大学医学部附属病院	100	66
3	京都府	京都府立医科大学附属病院	100	62
4	京都府	京都大学医学部附属病院	100	80
5	兵庫県	神戸大学医学部附属病院	97.2	71
6	東京都	東京医科歯科大学医学部附属病院	96.5	114
7	長崎県	長崎大学病院	96.4	55
8	石川県	金沢大学附属病院	92.5	40
9	岡山県	岡山大学病院	91.3	46
10	東京都	東京大学医学部附属病院	90.8	109
41	北海道	札幌医科大学附属病院	35.3	51
42	福島県	福島県立医科大学附属病院	33.3	42
43	福井県	福井大学医学部附属病院	30.4	56
44	鳥取県	鳥取大学医学部附属病院	27.3	44
45	群馬県	群馬大学医学部附属病院	25.0	40
46	秋田県	秋田大学医学部附属病院	25.0	16
47	新潟県	新潟大学医歯学総合病院	21.6	51
48	高知県	高知大学医学部附属病院	18.4	49
49	青森県	弘前大学医学部附属病院	17.8	45
50	島根県	島根大学医学部附属病院	16.7	30

医師臨床研修マッチング協議会よりデータを引用

者数、定員充足率、マッチ者に対する自大学出身者の割合のデータを抜粋して著者らがまとめたものである。

定員充足率が90%を超えた上位10の大学病院（1位から10位）のうち、人口100万人以上の12大都市にある大学病院は、過半数の6病院を占めていた。一方で、定員充足率が40%を割り込む下位10の大学病院（41位から50位まで）は、12大都市にある札幌医科大学（10位）を除き、いずれも地方大学が名を連ねている。大都市にある大学は、地方大

表2　令和元年度マッチング結果（自大学出身者数の割合）

順位	都道府県	病院名	大学病院（施設別）マッチ者に対する自大学出身者数の割合（%）
1	島根県	島根大学医学部附属病院	100.0
2	秋田県	秋田大学医学部附属病院	100.0
3	山口県	山口大学医学部附属病院	100.0
4	香川県	香川大学医学部附属病院	100.0
5	北海道	旭川医科大学病院	100.0
35	長崎県	長崎大学病院	49.1
36	大阪府	大阪市立大学医学部附属病院	48.5
37	岡山県	岡山大学病院	42.9
38	北海道	北海道大学病院	38.5
39	千葉県	千葉大学医学部附属病院	38.1
40	京都府	京都大学医学部附属病院	37.5
41	新潟県	新潟大学医歯学総合病院	36.4
42	東京都	東京医科歯科大学医学部附属病院	36.4
43	愛知県	名古屋市立大学病院	33.3
44	兵庫県	神戸大学医学部附属病院	29.0
45	福岡県	九州大学病院	28.6
46	大阪府	大阪大学医学部附属病院	24.0
47	東京都	東京大学医学部附属病院	22.2
48	宮城県	東北大学病院	21.4
49	神奈川県	公立大学法人横浜市立大学附属病院	18.9
50	愛知県	名古屋大学医学部附属病院	9.1

医師臨床研修マッチング協議会よりデータを引用

学と比較して募集定員自体が多いことも加わり、2019年の時点でも臨床研修医が大都市に流入し続けている現状が如実に表れていた。なかでも定員充足率が最下位だった島根大学は、充足率が16・7%と2割を割り込んでおり、マッチした臨床研修医は5名と臨床研修医の不足は相当深刻な状態だ。

次に、マッチングをした研修医に対する自大学出身者の割合はどのくらいだろうか（表2）。指標を基に地方大学の苦境をみてみよう。マッチ者に対する自大学出身者の割合が１００％だった大学は、島根大学、秋田大学、山口大学、香川大学、旭川医科大学で、いずれも地方大学であった。自大学出身者の割合が１００％ということは、これらの地方大学には県外医学部卒業者の流入が全くなかったことを意味している。一方で、自大学出身者の割合が50％未満であった大学は、大都市の大学病院は12大学で、大都市への臨床研修医の流入が顕著に表れていた。

以上のことが示しているのは、相変わらず大都市に臨床研修医が集中していることだ。そして、若手の人材を奪われ続けている地方大学医学部は、年々、その疲弊の度合いを色濃くしているのは疑いようがない。

臨床偏重によるアカデミズムの衰退

ここまで新医師臨床研修制度で臨床研修医が大都市に集中し、地方大学の大学病院が最も大きな痛手を被ってきたことを示してきた。このことは、地方大学の大学病院の人手不足という側面だけではなく、臨床偏重によるアカデミズムの衰退も招来した。では新医師臨床研修制度がもたらしたもう一つの副作用である、アカデミズムの衰退を次にみていこう。

先でも触れたが、新臨床研修制度の開始前は約80％の臨床研修医は研修先として大学病院を選択していた。この場合、臨床研修医の所属は本人が希望する専門領域の大学の医局が大部分を占める。医局は、山崎豊子の著作である『白い巨塔』でも登場する教授を頂点とした権威的組織であるが、実際のところは、人事、教育、研究、診療など複数の機能を有している。新医師臨床研修制度の開始前には、医局は、医師のキャリア形成にとって不可欠な存在であり、医局に臨床研修医をはじめとした医師が集まることで、医局から派遣された医師による僻地医療などの地域医療の提供体制の維持にも大きく貢献していた。

このような人事的機能のほかに、医局の役割として、教育、研究に関する側面も非常に重要である。新医師臨床研修制度の開始前には、多くの臨床研修医が医局に直接入局しており、卒後1年目から医局の先輩医師らによる教育を受け、文字通り同じ釜の飯を食う中で、臨床医としての技能はもとより、生き方や人間関係などの多くの学びを得ていた。医師としてのキャリアパスを考える上でも、先輩医師らがロールモデルとなり、診療、教育と並ぶ研究でも比較的早くから触れる機会を得て、大学院進学などのキャリア形成も医局の人事的な配慮の下で積極的に行われていた。

一方で新医師臨床研修制度の下では、大学病院のような専門領域に偏りがちな研修内容が問題視されていた。内科、外科、小児科、救急診療などのプライマリー・ケア領域など幅広い臨床能力を修得する重要性が謳われたことで、大学病院以外の研修病院が臨床研修医の希望する研修先として台頭することとなった。これが臨床偏重によるアカデミズムの衰退を生じさせたといっても過言ではない。すなわち、臨床研修医にとって臨床の現場が研究の現場から遠くなり、研究者としての素養を身につける大学院への進学も、医局に所属していた頃と比べてハードルが格段に高くなった。研究への興味は当然に薄れ、臨床医としての能力向上とその到達点の一つである専門医の取得が、以前からある博士課程の進学や博士号の取得よりも重視されるようになった。臨床偏重ともいうべき時代の到来である。医局で行われていたような人事的な配慮が期待できないため、アカデミックキャリアの形成は、臨床医としてのキャリア形成に並行してではなく、臨床医としてのキャリア形成後に自主的に考えざるを得なくなった。他方、臨床偏重で優れた臨床医が育成されるかというと必ずしもそうとはいえない。数ヵ月単位で臨床研修医がローテーションするため、教える側の熱意や責任の意識が高まりにくい側面はある。また、学ぶ側の研修医も短期間の研修の故に本気度が薄れ、結果的に総合的な臨床能力の養成につながらないことも考えられる。

医師として臨床能力を向上させることが重要なタスクであることには疑いがない。また、新医師臨床研修制度の対象期間は、医学部の卒業後、医師免許を取得してからの2年間に限られ、それ以降のキャリアを左右するものではない。医師としての人生を考えれば決して長くないこの期間が、なぜアカデミズムの衰退をおよぼすほどの影響を生じたのか。それは、新医師臨床研修制度の2年間が、医師としての最初の2年間であることと無関係ではあるまい。すなわち、最初の2年だからこそ、その後のキャリア形成に大きな影響が生じるのである。実際に、大学病院以外の研修病院を選択した臨床研修医は、医師3年目以降のキャリア選択でも大学の医局を敬遠する傾向があることは先に述べた通りである。大学の医局との関係性が薄れることは、研究との接点を喪失することを意味する。かくして、新臨床研修制度により人的活力を失ったアカデミズムは、特にその影響が大きかった地方大学の医局において衰退の道をたどることとなった。

もっとも、医局制度自体に問題がなかったわけではない。閉鎖的で内向きになりがちな人間関係の中で、教授という権威が人事権を握ることは、ともすれば個々の医師の自由の制約や理不尽な扱いなどを招来する素地はある。一般に医局人事と呼ばれる大学病院や関連病院でのローテーションは、平均的に1～2年、特殊な場合には数ヵ月といった期間で職場の異動を余儀なくされ、数多くの症例を経験することに資するとしても、個々の医師の負担は小さくない。また医局内のポストは非常に限られているため、身分は不安定だ。医局自体も大学や診療科によってその規模はさまざまであり、整った体制下で医局員の総意で運営されている医局もあれば、限られた人数の医局員が教授の下で滅私奉公に明け暮れる医局もある。医師の働き方に注目が集まり、医師の就業形態も以前に増して多様化しつつある現在では、医局の質も日々、向上や改善はみられ、病院長によるガバナンス強化や、外部委員による大学病院自体の監査等を通じて、医局が適切に機能を発揮できるよう仕組みが整えられつつある。

「人」の不足②　日本専門医機構の問題

学会軽視と厚生労働省の権益拡大の画策

２００４年に開始された「新臨床研修制度」。その副作用として、地方の大学病院の若手医師数の大幅減少が生じ、医局制度が弱体化して地域医療の崩壊を招いた。それと同時に、臨床研修医の大都市への集中を見過ごしたことで、地方大学の大学病院を中心に容易には回復できない大きな被害をもたらした。医育機関である地方の大学病院が傷を負うことは、医学生から専門医まで続く医師養成全体に影響がおよぶことを意味する。新臨床研修制度の開始直後からこれらの問題は認識されており、厚生労働省は、２０１０年度に行われた研修以降は、都道府県別に臨床医の募集定員の上限を設けるなどの見直しに着手したが、現在でもこれらの問題解消からは程遠い状況にある。

新臨床研修制度を通じて医学界に楔《くさび》を打ち込んだ厚生労働省は、次なるターゲットを虎視眈々と狙っていた。その次なるターゲットとは、新臨床研修制度に続く「専門医制度の改革」である。「専門医」とは、各専門領域で一定の修練を積んだ医師の資格認定であり、現行の専門医制度が開始される前は、各専門領域の学会が「専門医」の認定を行っていた。しかし、医学の細分化と医療の高度化が進むのに伴い、専門領域もそれぞれ特化しながら数が徐々に増加した。専門領域の数の増加は、その専門領域の学会が増えることにつながり、同時に、各学会による専門的な資格の新設ブームともみられる状況が生じた。これらの専門的な資格には統一した基準がなかったため、位置づけや名称に混乱があり、例えば名称では、専門医のほか、認定医、指導医などが用いられ、法令などに基づく医師の資格（例えば、身体障害者福祉法指定医師や精神保健指定医）などとも区別がしづらくなっていた。

このような状況下、厚生労働省は、２０１１年10月から「専門医の在り方に関する検討会」を設け、２０１２年8月に中間まとめ、翌年4月に報告書を公表した。報告書では、各学会が自律的に進めてきた専門医制度について、認定基準が統一されておらず、専門医として有すべき能力についても医師と患者の間でギャップが生じているなど、患者にとってわかりやすい仕組みになっていないと断じた。また、医師の地域偏在や診療科偏在が生じていることを重要な課題と捉え、専門医のあり方の中での配慮の必要性を指摘した。報告書では、専門医をいわゆる「神の手を持つ医師」や「スーパードクター」などではなく、「患者から信頼される標準的な医療を提供できる医師」と位置づけ、臨床研修を修了した若い医師をターゲットとして、あくまでも標準的な医療の提供を目指した育成システムの構築を図ることが示された。また、学会主導だった専門医制度が、患者の受診行動に必ずしも有用な制度になっていないとして、質が担保された専門医を中立的な立場で認定する新たな仕組みが必要であるとした。このように学会主導の専門医制度を概括的には非難しつつも、一方では、目指すべき新たな専門医制度の仕組みも、結局のところはプロフェッショナル・オートノミー（専門家による自律性）を基盤として設定すべきとされ、専門家の育成は専門家にしかできないことがすでにこの時点で吐露されていた。そのため、報告書の中で設立すべきとされた中立的な立場の第三者機関の役割は、つまるところ、養成プログラムや認定基準、更新基準などの各種基準の認証、評価が主になるものとみられたが、この仕組みづくりを厚生労働省が主導していること自体に、おそらく次に述べる二つの意味が隠されていた。

第一に、中立的な第三者機関を設置し、その機関を通じて、学会主導の専門医制度に一定の足かせをかけることである。報告書の中では、新たな専門医の仕組みを国がバックアップしていく必要性について、「引き続き議論が必要」と記載するにとどまっていたものの、従来のプロフェッショナル・オートノミーに対して国が介入していくチャンスをうかがっていることをにじませていた。実は、これまでの学会主導の専門的資格制度の下でも専門的資格制度のあり方や社会から容認される制度の育成などについてプロフェッショナル・オートノミーの枠組みで取り組みは行われてきていた。具体的には、昭和55（1980）年9月に専門的資格制度を有する20学会の関係者30名が集まり、情報交換会議を開催し、翌年の昭和56（1981）年11月には、加盟22学会による第1回学会認定医制協議会が発足した。定期的な議論を経て、2002年には日本専門医認定制機構に改組され、平成20（2008）年に社団法人日本専門医制評価・認定機構に改称し、以後2014年5月に解散して、日本専門医機構が発足するまでの約6年間、医学領域の各学会がそれぞれ独自に定める専門医制度の規定や研修カリキュラムについて審査・評価を行っていた。このように、プロフェッショナル・オートノミーの下、学会というアカデミックな立場を主体として専門的資格制度が運用されてきたが、厚生労働省の目論見は、新臨床研修制度を通じて「大学外し」、「医局排除」を敢行したように、「新専門医制度」を通じて、医師の専門的資格制度から学会というアカデミアを排除していくことにあった。

第二に、「新専門医制度」の仕組みを通じて、専門医の偏在をなくし、望ましい医療提供体制に整えていくため、中立的な第三者機関を通じて医師の専門性の分布や地域分布についてグランドデザインを描くという目論見があった。

これまで医師の専門領域の選択は、医師個人の関心や希望に基づき行われていた。そして選択された領域の専門医となるためには、該当する領域の学会に所属し、学会所定の修習や実践を経て、資格審査や試験などをパスすることが必要であった。となると、特定の専門領域に人気が集中するなどの弊害が生まれ、医師の診療科偏在の温床になっている側面もあった。つまり、国からみれば野放しとなっていた専門医の人数に上限を設定し、特定地域に集中する専門医の数にも制限を設けようという意図があった。

卒後2年間の必修化が義務づけられた「新臨床研修制度」では、大都市への臨床研修医の集中を引き起こし、地方の大学病院を中心に空洞化を招いたことから、都道府県別の募集定員の上限を設けるよう制度改正されていた。「新専門医制度」でも、このような枠組みを専門医の育成プロセスに当てはめることで、人気の高い領域に専門医が集中し、一方の不人気の科で人出不足に陥る状態や、大都市に専門医が集中し、地方で専門医不足が生ずる状態をできるだけ回避するように新専門医制度を活用することが意図されていた。しかしながら、これまでの学会主導の専門的資格の取得に対して、これから専門医を取得しようとする若手の医師を中心に制限を加える考え方であり、先に専門医を取得した医師の自由さと相まって不公平感の故に反対する声も少なくなかった。

こうして、専門医の質の向上を謳いつつ、国の目論見もはらんだ新専門医制度は、中立的な第三者機関として設置されるようになる「日本専門医機構」の手に委ねられようとしていた。しかし、この日本専門医機構は戦場そのものであった。

学会を排除しようとした「日本専門医機構」

2014年5月7日、「一般社団法人日本専門医機構」が発足した。これまでも前身組織となる日本専門医制評価・認定機構が、プロフェッショナル・オートノミーの中で、各学会が運営する専門医制度を認定してきたが、新たに発足した日本専門医機構は、「専門医と養成プログラム認定の統一化」、「基本的診療領域とサブスペシャリティ（副次的専門分野）領域からなる二段階制」、「総合診療医の基本領域への追加」など、厚生労働省の「専門医の在り方に関する検討会」が答申した内容を実現することがミッションとなっていた。

日本専門医機構は、「国民から信頼される専門的医療に熟達した医師を育成し、日本の医療の向上に貢献することを目指す」という崇高な理念を掲げていたが、その実効性となると発足当初から甚だ疑問であった。その最たる理由は、日本専門医機構のいびつな体制

図3　専門医制度の構造

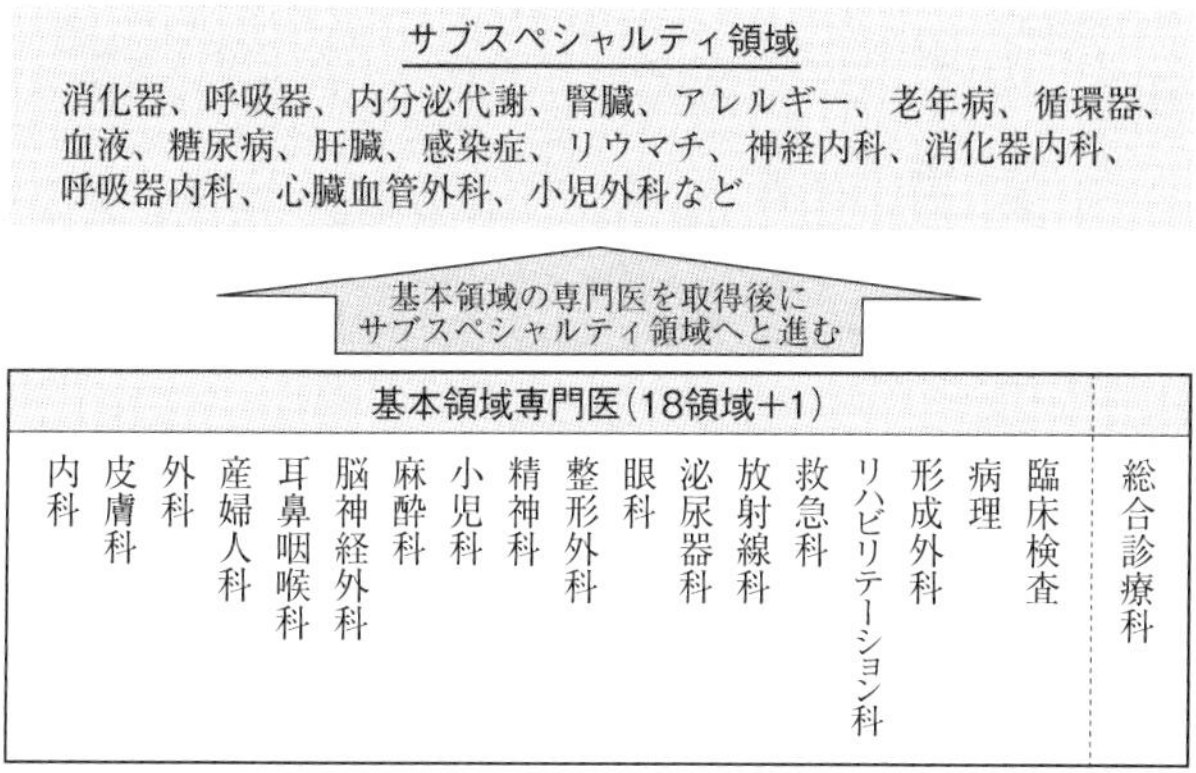

にあった。前身となる日本専門医制評価・認定機構では、加盟する85学会が社員（法人の構成員で株式会社の株主に相当）となり、運営が行われていたのに対して、発足当初の日本専門医機構は、日本医師会、日本医学会連合、全国医学部長病院長会議の３者のみが社員となり、それまで社員であった学会が完全に排除されていた。これは第三者機関の中立性に対するこだわりが生んだ故の歪んだ体制であったが、当然、学会からは強い反発が起きた。なぜならば、日本専門医機構の設立の契機になった厚生労働省の「専門医の在り方に関する検討会」ですら、目指すべき新たな専門医制度の仕組みは、プロフェッショナル・オートノミーを基盤として設定されるべきとしていたにもかかわらず、各領域の専門医の正統なプロである学会を排除して、制度設計などできるはずがなかっ

たからだ。

こうして日本専門医機構は、学会を社員に位置づけるかどうかに関し、その立ち上げ前から大きく混乱していた。２０１２年以降、日本皮膚科学会理事長として前身の日本専門医制評価・認定機構の時代から社員の一人を務めてきていた私は、日本専門医機構の池田康夫理事長が突き進む学会軽視の姿勢に真正面から闘いを挑んできた。そしてかねてより私と考え方が一致していた日本外科学会理事長の國土典宏氏、日本内科学会理事長の小池和彦氏、日本脳神経外科学会理事長の嘉山孝正氏らと共に、池田理事長ら関係者に対して、学会を社員にすることを強く求めた。

当初は「学会を社員にするのは相応しくない」などと強烈に反発していた池田理事長らも、73学会が結集するわれわれの闘いの前に最後は折れ、「内科領域の代表者」、「外科領域の代表者」など学会からの社員受け入れを容認した。しかしながら、これまで学会を社員として受け入れることを拒否してきた手前、受け入れたのは学会そのものでなく〝領域〟の代表者であり、このような姑息《こそく》な手段を到底認めることはできなかった。

２０１４年11月、日本専門医機構の第１回社員総会が開催された。当初は日本医師会、日本医学会連合、全国医学部長病院長会議の３者のみを社員としていたいびつな体制も、領域代表者という中途半端な形ではあったが、18の基本領域である学会からの代表者が加わり、新たに基本領域に加わる総合診療専門医に関連する学会からの代表者と四病院団体協議会（日本病院会、全日本病院協会、日本医療法人協会、日本精神科病院協会）、日本がん治療認定医機構も参加した体制となって、第1回の社員総会の日を迎えていた。

冒頭に行われた池田理事長の挨拶は日本専門医機構発足までの紆余曲折を如実に物語っていた。法人自体は5月に発足しておきながら、第1回の社員総会が11月までずれ込んだ理由は、池田理事長らのメンバーが〝学会排除〟を目論んでいたことにあった。中立的な第三者機関を目指していた日本専門医機構にとって、学会は利益相反だというのが池田理事長らの主張であった。日本皮膚科学会の理事長として、領域の代表者の立場での参加が叶った私（島田）は、同じように日本脳神経外科学会の理事長として参加していた嘉山氏らと、冒頭から長々と続く池田理事長の経緯の説明にしびれを切らしていた。

「ディスカッションの時間をきちんと取って貰わないと困ります。（池田）理事長からの事業報告はできるだけ短くしてください」

池田理事長の説明を遮る形で私と嘉山氏が割り込むと、議場内の雰囲気が一気に張り詰めてくるのがわかった。

「まずは事業報告をさせていただいて、それからご意見をいただきたいと思います」（池田氏）

この後のディスカッションが紛糾することは、5月の法人設立以前からの話し合いの過程でわかっていた。それだけに、できるだけ波風を立てずに乗り切りたいという池田理事長らの魂胆が見え透いていた。

ほどなくして、最初に紛糾したのは日本専門医機構の財務についてであった。法人の事業収入は、国などからの補助金のほかに、構成員の年会費、専門医養成プログラムの審査費用や認定費用などが見込まれていた。しかしながら、法人設立から間もない現状では、専門医に関する事業をすぐに開始することもできず、収益は望むらくもなかった。そうなると補助金頼みだが、原資に合わせて補助金が支払われるマッチングファンドの形式の補助金のため、そのための原資が必要となるものの、前身組織から6300万円余引き継いだ原資は、法人間の財産引き継ぎの手続きの間に1800万円余となっていた。もちろん不正な使い込みなどではなく、法人として専門医制度構築のための事業を精力的に動かしていたことを意味しているが、学会軽視の一方的な体制のまま自分たちの思い通りに推し進めようとする強引で拙速な態度が表れていた。

その後、社員総会の本丸であった学会を社員とすることを嘉山氏らと歩調を合わせて繰り返し求めたが、理事会預かりの一点張りで膠着状態が続いた。本来ならばプロフェッショナル・オートノミーに立脚して構築されるべき専門医制度の設計が、日本専門医機構の

〝上から目線〟で管理される体制に移行するまさに寸前と評してよい状況であった。そして日本専門医機構の背後には、厚生労働省の影がぼんやりと浮かび上がっているような、そんな圧迫感をひしひしと感じていた。アカデミズムに立脚した専門医の育成システムを守るため、そして地方大学を散々痛めつけた新臨床研修制度の過ちを繰り返さないため、今こそ立ち上がるべきときが訪れていた。

社員を巡る闘い～社員は「領域」か、「学会」か～

日本専門医機構の第1回社員総会は、法人の財務状況や学会の社員資格を巡って大紛糾した。創設当初、「領域」の代表者として参加していた学会側が社員総会の続行を求めたこともあり、社員総会は臨時社員総会として、二回戦に突入した。2014年の暮れ、本格的な冬の訪れを感じさせる冷え込んだ夕暮れ時に臨時社員総会が始まった。

闘いの口火を切ったのは、当時、日本医学会会長の座にあった高久史麿《ふみまろ》氏であった。高久氏は、東京大学第三内科教授、東京大学医学部長、国立国際医療センター初代総長、自治医科大学学長などを歴任し、2012年には、瑞宝章の最高位である瑞宝大綬章を受章した医学会の重鎮中の重鎮である。日本専門医機構の設立にも関わる厚生労働省の「専門医の在り方に関する検討会」では座長を務め、新たな専門医制度の構築に関する方向性をとりまとめた中心人物でもあった。

第1回の社員総会が終わろうとしていたときに、日本専門医機構の池田理事長ら理事会のメンバーが、「領域」と称して言葉を濁していた、「学会の社員としての参加」について、高久氏は、改めて「学会」と称すべき旨の発言をしていた。この高久氏の発言が、検討会で取りまとめた報告書の「中立的な第三者機関」という表現と矛盾するのではないかという指摘があったため、高久氏は改めて説明に臨んだという次第であった。

高久氏の指摘は的を射ており、新たな専門医制度の構築には、第三者機関である日本専門医機構と学会との連携が不可欠であること、そのためには、「領域」ではなく、「学会」を社員とすべきこと、中立性は第三者機関の運営の問題であって、学会が社員を構成することと両立しうることを滔々《とうとう》と述べた。高久氏の意見に、当時の日本医師会会長の横倉義武氏と全国医学部長病院長会議会長の荒川哲男氏も賛意を示した。法人設立時の3者の社員のすべてが学会を社員とすべき点で一致したことで、第1ラウンドで議題に上がっていた「領域と学会のどちらを社員とすべきか」という議論は、学会側に軍配が上がった。

日本専門医機構は当初から問題が山積していた。学会が社員なのか、領域が社員なのか、という議論の次に懸案事項となったのは、財務の問題であった。創立当初は、日本専門医機構の設立に伴って解散した前身組織の残余財産を引き継いでいたこともあって、なんとかやりくりはできたものの、次年度への余剰財産の繰り越しはほぼ見込めない状況であり、収益源として期待することができる専門医に関連する認証や更新の費用なども、制度が開始されるまでにまだ時間が必要であることから皮算用の状態であった。

専門医制度に関わる中立的な第三者組織という崇高なイメージとは裏腹に、言葉は悪いが学会から上前《うわまえ》を撥《は》ねることを画策しているような、そんな印象すら抱く、計画性を欠いた財務状況と言わざるを得ない状況であった。それもこれも、法人設立に際して学会を排除しようとして、強引に事を進めてきたしっぺ返しであった。専門医を育成しようとしているのに、学会というアカデミアを袖にして、何を実現しようというのか。プロフェッショナル・オートノミーという崇高な理念を掲げつつ、その裏では全く逆の、医療提供体制に合わせた専門医制度の管理的運用をしようとする国策が見え隠れしているようだった。

臨時社員総会では、学会が社員になる道筋がついたことで一旦収束したが、専門医制度をアカデミズムの手に取り戻すための、日本専門医機構との闘いのゴングは、今まさに鳴り響いたばかりであった。

財務を巡る争い〜社員総会第2ラウンド〜

２０１５年３月、第２回社員総会が開かれた。２０１４年末に行われた臨時社員総会では、学会が社員となることを勝ち取って穏当に会を終了したが、今回は冒頭から荒れに荒れた。

池田理事長を中心とする理事会は、相変わらず強引な組織運営を遂行していた。「日本専門医機構」は、新専門医制度を開始するまで収入源がほとんど望めない状況にあり、そこで、制度開始前の財務を成り立たせるため研修の基幹施設である病院に、日本専門医機構に研修プログラムを提出する際、専門医のプログラム審査認定料（10万円）を課そうとしていた。

「経営が厳しい病院に対して、あまりに負担が大きすぎるのではないか」

ただでさえ厳しい経営状況にある病院に一つのプログラム申請ごとに10万円を課すとは、信じがたいことであった。私はこれに即座にかみついた。

厳しく絞り込まれた診療報酬制度下の病院運営により、多くの病院では財政難に直面している。申請が必要となるプログラム数にはよるものの、１５０万〜１８０万円の審査認定料となれば慎重な検討を要すると私は考えた。当時の日本脳神経外科学会の嘉山理事長も反論の弁を述べ、学会主導の既存の専門医認定制度では、研修施設である病院から費用を徴収したことはないと迫った。しかし池田理事長らは、理事会の承認事項で、社員総会では報告事項だとする定款を盾に、意見は聞くがその限りという社員総会を軽んじたともみられる態度を貫き通したため、場は一気に緊迫した。激しい応酬の中で、理事長の解任動議にまで話がおよんだが、結局、発議までには至らなかった。その代わりに、池田理事長は、学会側がさらなる検討を求めるならば、定款に基づき、社員が発議する臨時社員総会の開催を請求するように何度も繰り返した。できるものならやってみろ、そんな理事長からの挑発の思いが覗く第2回社員総会の幕切れであった。

これまで専門医制度をさまざまな工夫と苦労の中で運用してきた学会側の協力なしに、専門医制度改革がうまくいくはずがない。そんな当たり前のことをまともにできない理事会に学会側の不信感は最高潮に達した。払われるべき敬意は払われず、とにかく金だけ払えとでも言わんばかりの傲慢さは、この後で痛い目をみることになる。学会側は、定款に基づく社員総会の開催を発議し、定款の変更を求めることとした。

学会側が求めた臨時社員総会は、6月に開かれた。挑発ともとれる強気の態度だった池田理事長ら理事会側は、なぜか借りてきた猫のような態度で、これまでの学会側とのコミュニケーション不足を詫びた。これは、前回の社員総会の場で当時の日本医師会の横倉会長が指摘していたことであり、さすがの横倉会長は事の本質を見抜いていた。理事会側は、前回の覇気がすっかり失われ、なんとか予算案の承認を得るべく、費用の細目や推計の根拠など微に入り細を穿つ説明に終始した。しかしながらなんてことはない、予算案の中身は全く前回と変わらず、その根拠となりそうな数字を説明してそれで乗り切ってやろうという薄っぺらい企ては見え透いていた。すでに理事会への信頼は失われていたので、学会側は、この臨時社員総会で財務委員会の改組を要求していた。学会側から過半数の委員を入れて主導権を握るほかに、理事会側の横暴を止める手立てはない。そう確信して推し進め、最終的には、理事会側の悲願である予算案を受け入れる代わりに、財務委員会の改組を池田理事長に受け入れさせることに成功した。学会側の勝利の瞬間だった。

同月の末に今度は定時の社員総会が開催された。相変わらず日本専門医機構は資金繰りには難渋しており、赤字のままで決算報告が承認された。厳しい財務状況であったためか、これまで強硬な態度をとり続けていた理事会側は、学会側の申し入れをのむしかなす術がなく、財務委員7名のうち、過半数に当たる4名を社員から選任する案が理事会でも承認されたことが報告された。こうして前回の臨時社員総会の口約束は守られた。理事会の人選も日本医学会の高久会長の提案で、学会の中でも構成員の多い内科および外科学会、日本医師会と日本医学会の4者から選出されることが承認された。なんとか財務面での問題が決着したのだが、次なる波が襲いかかってきた。それは日本医師会の横倉会長の次の言葉から始まった。

「日本専門医機構がスタートするにあたって、地域医療に混乱をもたらすことのないように、都道府県の医師会とも連絡をとるようお願いしたい」

新たな専門医制度に対する地方病院が抱える不安は、マグマのようにうねりを持ってうごめきはじめていた。なにしろ、新臨床研修制度での苦い轍がある。いつ地方病院の怒りが噴出するかわからなかった。山梨大病院という地方国立大学の病院に長年勤務してきた私は、これ以上地方の医療を崩壊させるわけには絶対にいかないという危機感に駆られていた。横倉会長の言葉を耳にし、私は、握りしめた手に思わず力がこもるのを感じていた。絶対に地方医療を崩壊させてはならない。

医師会からの反発。地域の医療を守れ！

２０１５年の定時の社員総会の2回目は、年度末が迫る２０１６年3月中旬、この先の日本専門医機構がたどる運命を暗示するような、あいにくの雨模様の中で開始された。平穏に始まったようにみえた社員総会は、当時の日本医師会副会長、中川俊男氏の鋭い切り込みで雰囲気が一変することとなった。

２０２０年の日本医師会会長選挙で現職の横倉義武氏を破り、見事、第20代日本医師会会長の座に輝いた中川氏は、この当時から、日本医師会の執行部の一員としてその頭角を現していた。日本専門医機構が、学会を軽視し、地域医療への影響を無視して推し進めようとしていた専門医制度は、北海道医師会出身の中川氏の手にもかかることで、この後、一旦立ち止まることとなる。

社員総会に話を戻そう。

「委員長」

おもむろに手を挙げた中川氏は、静かに切り出した。

「この事業計画案をつくられたのはいつですか」

なぜ唐突にこんなことを聞くのかと疑問を覚えた総会参加者も少なくなかったであろう。しかしながら、私や嘉山氏は中川氏の心中を察していた。中川氏は、総会に提示された事業計画案が完全に無視を決め込んでいた大事なことを俎上《そじょう》に載せようとしていたのだ。さりげなくみえて、実に巧みな質問だった。そして中川氏の慧眼の通り、提示された事業計画案は、3月に開かれた日本専門医機構の理事会で承認されており、2月に開かれた第44回社会保障審議会医療部会よりは後に承認されたものであった。

「語弊を恐れずに言えば、承認された事業計画案は、社会保障審議会の懸念を無視しているととれますよ」

中川氏の声には、静かな怒りが満ち溢れていた。それほどまでに、強引に推し進められつつあった新専門医制度は、地方の医療を崩壊させる危険をはらんでいた。ところで、中川氏が俎上に載せた第44回社会保障審議会医療部会とは何だったのか。話は、2016年2月18日、社員総会から約1ヵ月前にさかのぼる。

社会保障審議会とは、厚生労働大臣の諮問機関である。厚生労働省設置法（平成11年法律97号）に基づいて厚生労働省内に設置された審議会の一つで、厚生労働大臣や関係各大臣の諮問に応じて社会保障制度や人口問題に関する重要事項について調査、審議し、厚生労働大臣や関係行政機関に意見を述べるのが社会保障審議会の役割である。審議会の下に、統計分科会、医療分科会、福祉文化分科会、介護給付費分科会、医療保険保険料率分科会の5分科会があり、必要に応じて部会が設置される。

2月18日に開催された第44回社会保障審議会医療部会は、自治医科大学学長の永井良三氏を部会長に、学識経験者や知事などの政治家、一般市民代表を含む24名の委員で構成されていた。議題は二つあり、そのうちの一つが新専門医制度についてであり、地域医療が崩壊してしまうという厳しい意見が相次いで寄せられていた。

新専門医制度では、日本専門医機構で養成プログラムの認定を受けた一定の症例数を持つ研修施設をグループ化して、基幹施設と連携施設と称する研修施設ごとにあらかじめ定められた期間、ローテートしながら研修を受けることが必要になる仕組みが組まれていた。

それに対して、従来のカリキュラム制では、研修施設として認定された病院での研修で

図4　カリキュラム制とプログラム制の比較

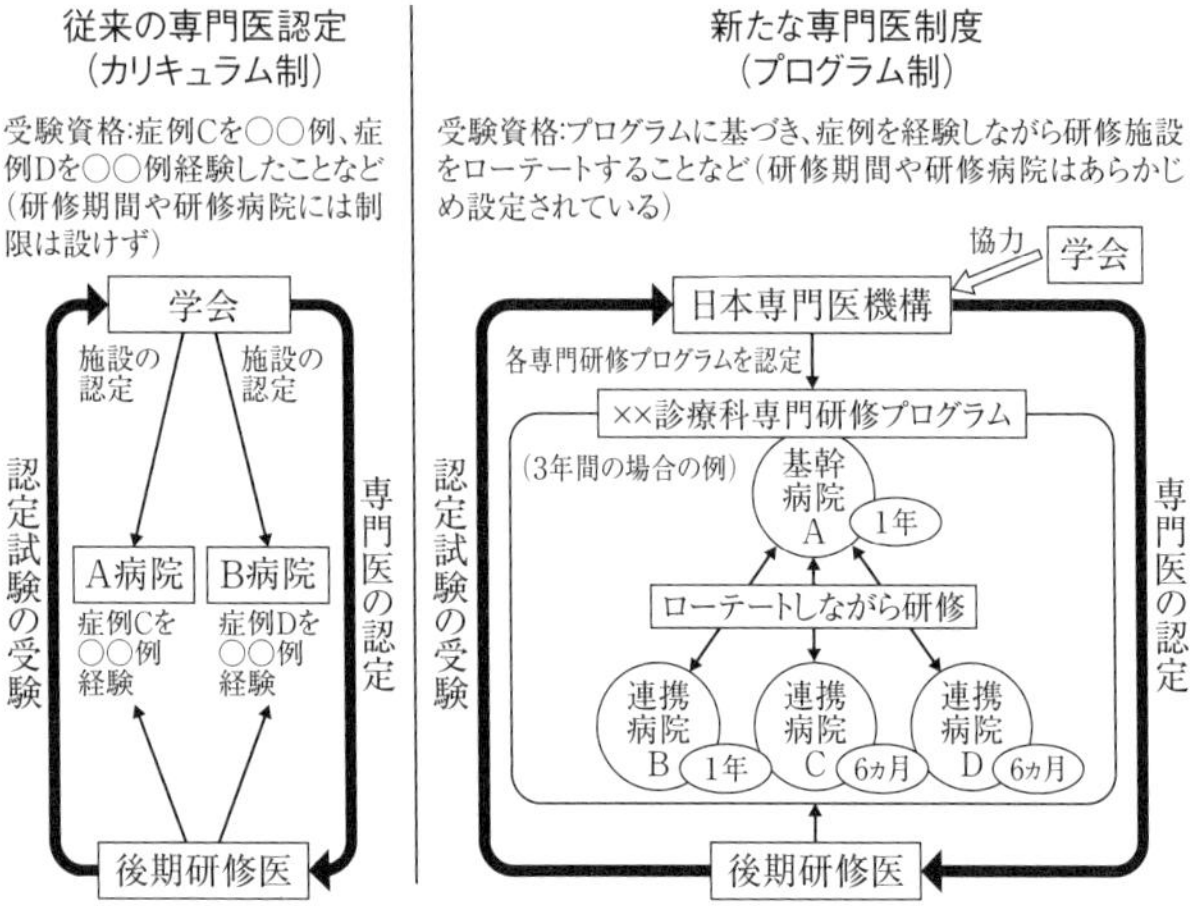

ありさえすれば、研修期間や研修する病院の数などの制限はなかった。そのためカリキュラム制であれば、一つの病院にとどまり、数年間研修を続けることも可能であった。一方のプログラム制では、専門医を志す大多数の若手の医師が、3〜5年間、その養成プログラムの中に囲われることになり、ローテートする研修施設の所属期間も、従来のカリキュラム制に比べて短くなることが懸念されていた。そのため、連携施設となる病院や、連携施設から外れた中小病院が、若手の医師不足で困窮すると懸念されていた。加えて、養成プログラムの認定を受けるために指導医となる中堅、ベテランの医師を一定数確保する必要に迫られ、新臨床研修医制度の開始時と同様に、地域

医療の現場から医師が引き抜かれてしまうという懸念もあった。

それ以外にも、新専門医制度には、

「地方では専門医取得のための経験が十分に積めないとなると、専門医を取得する時期に当たる医学部卒業後3〜5年の若手の医師が、大都市の大学病院などに移動して、地域医療が崩壊してしまう」

「基幹研修施設での一定期間の研修が義務づけられれば、地方の若手の医師が移動を余儀なくされ、地域医療が崩壊する」

「基本的領域の18領域か、新たに始まる総合診療専門医のプログラムのいずれか一つからしか専門医としての道を選べなくなるので、若手の医師の将来を狭める恐れがある」、

「国民にわかりやすい専門医制度の構築という趣旨に紛れて、医師の職業選択の自由が奪われようとしている」

など、多くの不安や批判が聞かれた。

このような背景から、第44回社会保障審議会医療部会は紛糾した。永井部会長は「医療部会の下に専門委員会を設置し、開始時期を含めて、関係者の顔が見える中で集中的に議論する」として、専門委員会の設置が決まっていた。

話をもう一度、社員総会に戻そう。

こうした経緯と社会からの不安の声が多数あったにもかかわらず、池田理事長は事実上、無視を決め込んで、2017年度からの新専門医制度開始に突き進もうとし続けていた。そして、当時の日本医師会の中川副会長は、反撃ののろしを上げたというわけだ。

実は理事会の側も狼狽《ろうばい》を隠せなかった。これまで日本医師会は、総論では賛成の立場であり、少なくとも明確に反対の立場を表明したことはなかったからだ。日本医師会は日本専門医機構の発足当時からの社員であり、理事会にも2名、代表を送り込んでいた。理事会側からすれば、手のひら返しともとれる離反であった。裏を返せば、それほどまでに地方からの懸念の声が高まっていた証でもあった。日本医師会の反対の威力はすさまじく、社員総会は賛否の声で割れた。理事会側から、場合によれば機構解散、という発言まで飛び出す始末であった。一方の学会側も一枚岩ではなかった。医師の会員数の多い外科・内科の両学会は理事会側に賛成の立場を表明した。先の財務の攻防で、両学会とも財務委員会のメンバーに選任されていたが、いわば理事会側に取り込まれたともみられる動きだった。そんな両学会にも中川氏は吠えた。

「医療現場と感覚がずいぶん違いますよ。偉い人だけ集まって、上から目線で物を言う会に私にはみえます」

中川氏の気迫溢れる語りには、地方の医療現場が抱える危機感が表れていた。そして発言では、奇しくも当時の日本専門医機構の核心的問題である「上から目線」が端的に述べられていた。素晴らしいセンスである。

社員の中からは、池田理事長が口にする「粛々と」という言葉への違和感も複数表明された。粛々と、という言葉は、静けさや厳かという場の状態であり、ともすれば異論や反論をよしとしない姿勢を表す。同じ漢字を用いる単語に「粛清」があるが、「清」は、よどみやけがれのない状態を表すので、おのずと「粛」には規律や厳格さなどが含まれる。

つまり、ここまでつぶさにみてきたように、新たに発足した日本専門医機構は、池田理事長の姿勢やその組織自体が、上から目線で、極めて独善的であった。学会を排除し、地方の医療へおよぼす影響を懸念する声を無視してまで推し進めたかった専門医制度とは何だったのか。学会というアカデミズムを排して、地方というひ弱な存在に目をつぶってまで向かおうとしていた先には何があったのか。おそらくそこには、国民の名を借りて、医療をわがものにせんとした為政者と官僚の影があった。そして、反旗を翻した日本医師会と、私や嘉山氏は、日本専門医機構自身も掲げていたプロフェッショナル・オートノミーに迫りくるこれらの脅威から医療を守り抜き、地方の医療がこれ以上の危機に陥ることがないように懸命に闘っていた。闘いのクライマックスは、もう目の前まできていた。

理事改選でさらに露呈した学会軽視の態度

闘いのクライマックス――。それは日本専門医機構の理事の改選である。2014年5月に発足した日本専門医機構は、理事の任期が次の総会までに迫っていた。定款上、理事の選考に関しては、「別に定める」とだけ記されていたので、何らかの定めを取り決める必要があった。

社員総会は終了予定の時間を過ぎていった。池田理事長は役員候補者選考委員会の理事会提案を社員総会の参加者たちに示していた。これまで通り、理事会承認の報告という体でできるだけ波風を立てないように、無難に乗り切ろうという姿勢が見え隠れしていた。しかし、このときばかりはそうはいかなかった。出席していた社員の一人、当時の日本医師会の副会長、中川俊男氏が黙っていなかったからである。

「池田理事長、あなた、もしくは理事会承認だけで理事の選考規定を定めるのですか。こんな提案、おかしいですよ。やめましょう、これ」

中川氏の歯に衣着せぬ単刀直入な物言いに、池田理事長ら理事側は思わずのけぞった。

「いえいえ、これは私の個人的な意見ではなくて、理事会で承認を受けた上での意見であって……」

池田理事長は中川氏の突然の質問に対ししどろもどろになりながらも、伝家の宝刀、理事会の承認をここでも持ち出してきた。私がこれまでも何度も不快な思いをし、そのたびに闘ってきた、お馴染みの上から目線だ。理事の選考という重要な事項を、社員らの意見を聞かずに理事会の判断だけで進んでしまうという方法。常軌を逸する運営を目の前にして、理解に苦しみ憤慨している中川氏を横目に、私は挙手して発言機会を求めた。

「中川先生は初めて社員総会にご出席されたのでご存じないと思うのですが、定款上、承認は理事会で得て、社員総会には報告で足りるというのが、この専門医機構が一貫してとってきた上から目線の姿勢なんですよ」

私の皮肉交じりの発言に、社員総会に参加していた理事らは再び色めき立ったが、それもいつものことだ。私はむしろ日本医師会副会長という立場を引っ提げて登場した中川氏の加勢で、いつも以上にわれわれ、学会側のペースで話が進んでいるのを実感していた。「中立的な第三者」という言葉を都合のよいときだけ振りかざして、学会を軽視し、アカデミズムを遠ざけて、思いのままに専門医制度を操ろうとしていた理事長らの目論見は、脆くも崩れ去ろうとしていた。

結局、2015年の第2回社員総会では、事業計画案と理事の選考のいずれも、われわれ学会側社員の手によって先送りに追い込まれた。日本専門医機構の設立時からずっと続いてきた〝上から目線〟の姿勢。上意下達のガバナンスとコミュニケーションを理事会が諦めない限り、先の見通しは立たない状況に陥っていた。先送りされた問題を話し合う次回の社員総会は年度をまたぐ見通しであったため、辛うじて暫定的な予算だけ社員総会での承認を得た形となった理事会は、すでに風前の灯火であった。

押し通された社員総会

年度をまたいだ2016年4月下旬、2015年度の第3回社員総会が開催された。冒頭に行われた池田理事長の挨拶では、社員総会に先立って開催された社会保障審議会医療部会「専門医養成の在り方に関する専門委員会」の議事内容が話された。

153頁でも触れたが、この専門委員会は、厚生労働大臣の諮問機関である社会保障審議会の医療部会の下に設けられたもので、日本専門医機構による新専門医制度に対して、社会で高まる不安や懸念に関し集中して審議する目的で設置されていた。委員は、医療部会の部会長を務める永井良三氏のほか、専門医機構でも社員を務める日本医師会、病院団体、学識経験者や一般市民の代表などで構成されており、必要に応じて日本専門医機構の池田理事長ら理事も参加を求められることとなっていた。その専門委員会の第1回の会合は、年度末が押し迫る2016年3月下旬に開催された。私は専門委員会の委員ではなかったが、この後の第3回の会合で参考人として参加することとなる。

専門委員会は、厚生労働省医政局長による挨拶で口火が切られた。

「新専門医制度の運営は、プロフェッショナル・オートノミーを基盤として中立的第三者機関が行うものとされているが、厚生労働省でも一定の予算を計上しているので、国としても調整の労をとる」

一見すると、混乱している新専門医制度の調整役を買って出る気概を感じさせる発言にもとれるが、しびれを切らした官僚自らがいよいよ前のめりに出てこようとする宣戦布告ともとれる発言だった。これまで、厚生労働省は、日本医学会会長などを務めていた高久史麿座長の下で「専門医の在り方に関する検討会」の取りまとめを行い、検討会で示した方向性で新専門医制度の構築を進めていくことで、学会主導の専門医制度に足かせをかけ、専門医の偏在を排した望ましい医療提供体制の整備を推し進めようとしていた。新たに設立された日本専門医機構は、中立的な第三者という立ち位置を謳いながら、実のところは厚生労働省の隠れ蓑ともとれる存在でもあった。その理由は明白だ。プロフェッショナル・オートノミーを掲げながら、プロフェッショナルたる学会を利害関係者として徹底的に排除しようとしていたからだ。その企みが、私や嘉山氏らの奮闘で崩れ去った中、しびれを切らした官僚自らがその姿を現そうとしていた。

厚生労働省の策は、都道府県に協議会を設置して、専門医を目指す若手医師の偏在を是正するスキームを確立しようというものだった。誤解を恐れずに言えば、新専門医制度を機に高まった地域医療への不安と懸念を好機と捉え、医師の資格制度を通じて、地域の医師の需給調整を図ろうとしていることは明白だった。もちろん、新専門医制度が質の高い専門医の育成を目指していたことまでを否定するものではない。しかしながら、質の高い専門医の育成はこれまでも行われてきたし、中立的な第三者機関などを通さなくとも、学会相互で切磋琢磨を繰り返しながら創り上げていけばよかったのだ。それをわざわざ学会を排除するなどプロフェッショナル・オートノミーに逆行する所業をなしてまで、そして、ここまでの混乱と迷走を引き起こしてまでなしえたかったことが、まさしく国による医師の管理であったといっても言いすぎではあるまい。

厚生労働省の持ち出した都道府県への協議会設置の案については、実効性に関して懐疑的な声も少なくなかった。しかしながら医政局長は、

「法律に基づかないため強制力はないものの、調整力を発揮したい」

と、その限界をあっさり認めつつも、これまでの日本専門医機構のガバナンスを彷彿とさせる調整力の発揮を虎視眈々と狙っているようだった。

話は第3回社員総会の場に戻る。

冒頭の池田理事長の挨拶に続いて、発言を求めたのは、当時の日本医師会会長、横倉義武氏であった。

「日本専門医機構が設立されて約2年間が過ぎました」

横倉氏は日本専門医機構の波乱の歴史を静かに振り返りはじめた。

「医療は多くの医師たちの協力があってこそ成り立ちます。長い年月をかけて築かれた協調関係のバランスを保つ努力を怠らないことが大事で、日本型の医療提供体制の堅持が国民の幸福につながるものであろうと思います」

横倉氏は、自らの率いる日本医師会が地域医療の現場から一身に負う期待を背に、日本専門医機構が本来担うべき役割を諭そうとしていた。

「この専門医機構は、学問的な見地から専門医のあり方について議論を深めていただく役割であろうと思います。地域医療に安定をもたらす、あるいは混乱をもたらさないようにする役割であるわれわれの立場とどう調和させるかというのが、非常に大事なことであろうと思います」

日本医師会として表立った異論を述べることは控えたものの、これまでの日本専門医機構のやり方に物申しているのは明らかだった。「専門医養成の在り方に関する専門委員会」の中で一般市民の代表から、専門医機構のガバナンスについて厳しい意見が出ていることを横倉氏は把握していた。横倉氏のこうした発言からみても、約2年間続いた日本専門医機構の〝上から目線〟の態度は、まさに終止符を打つべきときが到来していた。

池田理事長は横倉氏の発言を受けて約2年間の協力に対する感謝の意こそ示したものの、社員総会で議題となった2016年度事業計画も、理事の選任規定も、前回、第2回社員総会で提示した案からほとんど変えることもなく、理事会で再検討と承認は得たと強弁して、社員総会は報告で足りるという姿勢を崩さなかった。結局のところ、社員総会軽視というこれまでの運用を変えるつもりは毛頭ないのだ。ここまで姿勢を変えないとなると、意固地になっているような気がしてならず、怒りよりも、残念な気持ちのほうが大きくなっていったのは私だけであろうか。当然、社員の間からは異論も噴出したが、前轍は踏まんとばかりに、異論を受け流しながら報告で乗り切る態度を貫いた。なかでも理事の選任規定は、定款上の定めもともと明確にない中で、社員との間で議論が交錯した。

「要するに、上から目線のガバナンスがよくないんですよ。理事の選任規定などという重要事項はもっと前からちゃんと進めておくのが理事会の責任なんですよ。こんな追い詰められた状況になっていること自体、ガバナンスが欠如していると申し上げておきたい」

理事の選任規定という重要問題にもかかわらず、相変わらずの社員総会軽視の姿勢に半ば呆れながらも私は異を唱えた。しかし、私を含めた多くの異論は、池田理事長や理事側の強気の態度の前ではもはや泡沫に等しく、社員総会の最後には消し去られていた。

この社員総会で役員候補者選考委員会が設けられることが正式に決まった。残る望みは、この委員会を通じて現執行部に鉄槌を下すことしかない――。理事会のペースで進む専門医機構内部とは裏腹に、翌年からの新専門医制度開始に反対する地方を中心とした根強い反対論の高まりを受けて、地方の医療とアカデミズムを守り抜くため、次なる闘いの舞台に場を移すこととした。

厚生労働省の影が見えはじめた新専門医制度

２０１５年度の定時の第3回社員総会を終えて、私はやりきれない気持ちを抱えていた。そして日本専門医機構の相変わらずの〝上から目線〟の態度に対して呆れかえっていた。いつまでも同じ〝闘い〟を繰り広げるわけにはいかなかった。そこで闘いの舞台を、社員総会から「役員候補者選考委員会」へと移すことに決めた。しかしながら、私は、もう一つの舞台に上がることとなった。厚生労働省による社会保障審議会医療部会の「第3回専門医養成の在り方に関する専門委員会」である。２０１６年5月末に開催されたこの委員会で、全国医学部長病院長会議の小川彰前理事長の代理として参考人の立場で意見を述べることが決まったのである。

永井良三委員長から発言機会を与えられたのは、委員会が始まってしばらく経ってからだった。

「日本専門医機構の組織運営上に何か問題があったのかどうか。島田参考人、いかがですか」

これまでの経緯を知る由もない永井委員長は、なぜ今頃になって専門医機構の問題が起こっているのか、いぶかしがっていた。２０１１年10月から高久史麿座長の下で開催された「専門医の在り方に関する検討会」以降、約３年半もの月日が経過しようとしていたからだ。

「最初に問題になったのは、学会を社員にしなかったことです」

私は、努めて冷静に、しかしながらこれまでの苦労を思えば抑えきれない熱い、溢れる思いを抱きながら、専門医機構の約2年にわたる混迷の出来事の数々を永井委員長ら専門委員会の面々にありのままに語った。専門医の育成を目指しているのにもかかわらず、専門医機構が学会の参画を拒んできたこと、「領域」などというフィクションで学会外しの矛盾を姑息に乗り切ろうとしたこと、専門医機構の財務運営ありきの一方的な費用徴収のプランが持ち出されて社員総会が紛糾したこと、定款を盾にして理事会承認ばかりを優先し、社員総会は報告で乗り切るという社員総会軽視の運営が横行してきたことなど。これまでの専門医機構のお粗末な組織運営と、私や嘉山氏らが、専門医育成の場におけるアカデミズムと地方の医療を守り抜くために闘い続けてきたことを仔細《しさい》に訴えた。

「そうすると、新専門医制度の理念として掲げられたプロフェッショナル・オートノミーとは一体何を意味するのか、ということになりますね」

至極真っ当な永井委員長の言葉に、これまでの闘いの日々が眼前に去来し、胸が熱くなる思いだった。まさしくプロフェッショナル・オートノミーがないがしろにされた、約2年間の混迷の時間だった。そこからは堰を切ったように、日本専門医機構が抱えてきた問題の数々が、機構に関与してきた各々の委員の口を突いて出てきた。有利子負債を抱える脆弱な財務基盤、学会との情報共有も十分にできない貧弱な事務局機能、そのわりに権限が機構に集約しすぎていた独善的なガバナンスなど、約2年間の専門医機構の活動実態が続々と明かされていった。財務の点でいえば、専門医育成の仕組みが実際に動くまでまともな収入が期待できないことは当然であり、財務基盤もなしに事務局機能の強化などできるはずもなく、これら専門医機構を巡るさまざまな問題が生じたのは、まさに「このような形」で専門医機構が設置されたことの宿命のようなものでもあった。「このような形」の内容こそが、中立的な第三者としての位置づけであり、学会の参画を拒みながら一方では強権を振りかざすという独善的なガバナンスを招来していた。

「中立的な第三者」というコンセプトは、専門医機構設立に先立つ「専門医の在り方に関する検討会」で繰り返しとり上げられ強調されてきたものだ。これは、検討会の報告書の文脈の中で「学会主導」に対する言葉として用いられており、当時、百花繚乱の趣で次々と新設された学会主導の専門医に対するある種の反省の念も込められていた。他方で、専門家たる医師を養成するのに、専門家の手なくしてなしうるはずもなく、中立的な第三者が担うことができるのは、養成プログラムの作成基準や認定・更新の基準などの各種基準の認証、評価にとどまるのが本筋であった。そうだとすれば、これまで専門医を育成してきた学会と密に連携し、よりよい専門医育成のために学会を支援、援助していく立ち位置が必要であったにもかかわらず、新たに設立された専門医機構は、中立性に拘泥して学会を隅に置き、自らが決めた枠組みに学会を従わせようとするアカデミズムとは対極にあるあり方であった。

「これで本当に質の高い専門医が育つのか。私は否だと思います」

率直な私の陳述にうなずく委員も少なくなかった。

新専門医制度の２０１７年４月の開始を目指して専門医機構も約２年間突き進んできたが、２０１６年２月頃から医師会を中心に制度開始延期の声が上がりはじめており、ここで一度立ち止まるべきだというムードが、この専門委員会の中でも大勢を占めつつあった。

そして中止した場合の影響を最小化するための方策に話の中心は移りつつあった。

これまでも各学会は専門医を育成してきたため、新専門医制度の開始を延期し、従来通りという方針さえ決まれば、問題なく対処できる見込みはあった。その一方で、新専門医制度への移行準備を進めてきた学会の中には、新しく創り上げたプログラムなどの仕組み（154頁）の中で次年度以降の専門医育成を進めていこうとする動きも根強くあった。これらの学会側の問題に加えて、新専門医制度の構築にあたってマグマのように噴出してきた地方医療の維持、存続に関わる懸念の声があり、学会が主導する従来の専門医育成に対しても大都市への専攻医の流出を止める方策を求める動きが生まれた。

この流れを捉えた厚生労働省は、永井座長の私案に沿って、専門委員会に都道府県ごとの定員枠の現状と試算の資料を提出した。しかしながら、新専門医制度の大枠も決まらないうちからのあまりの手際のよさに、かえって委員から国の介入を懸念する声が上がるほどだった。専門医機構の背後に厚生労働省が見え隠れするのは間違いなかった。プロフェッショナル・オートノミーの掛け声のもと始まった新専門医制度の構築は、望ましい医療提供体制の構築という国策へと変貌しつつあった。

延期が決まった新専門医制度と新体制への胎動

2016年5月末に開催された厚生労働省の社会保障審議会医療部会「第3回専門医養成の在り方に関する専門委員会」で新専門医制度の1年延期が現実味を帯びてくる中、延期を決定づけるさらなる動きが生じた。日本専門医機構の設立時の社員でもある日本医師会と、のちに学会と共に社員に加わった4つの病院団体協議会が連名で「新たな専門医の仕組みへの懸念について」と題する要望書を6月8日に発表したのだ。この要望書は、拙速に進められようとしている新専門医制度が地域医療におよぼす影響の大きさに鑑み、一度立ち止まることを明確に求めていた。また、「日本専門医機構の意思決定のプロセスは、透明性、中立性、社会的説明責任を欠いている」というかなり踏み込んだ意見まで盛り込まれていた。

要望書の発表自体も大きな衝撃であったが、同じ日に極めて異例のことが起きた。要望書に対して、当時の厚生労働大臣、塩崎恭久氏が大臣談話を発表したのだ。もともと「大臣談話」は、一国務大臣の単なる意思表示にすぎず、何らの法的拘束力も有していない。しかしながら、要望書の発表当日に大臣談話が発表されたことは、厚生労働省としても新専門医制度の問題に関して、並々ならぬ関心を持っていることを意味していた。まさに当事者としての存在感をアピールしたものといってよいだろう。談話の中で塩崎大臣は、これまでの日本専門医機構の労をねぎらいながらも、関係当事者の要望や意見を真摯《しんし》に受け止めるよう強い期待感を表明した。そして、全国どこでも質の高い医療を受けられるという制度本来の目的に立ち返り、日本専門医機構と各学会に対して立場を超えて協力し合うことを求めた。日本専門医機構に立ち止まることを促しつつ、各学会を牽制《けんせい》した内容であり、そこには専門医制度改革を進めていこうとする厚生労働省の意欲がにじんでいた。

日本医師会と４つの病院団体協議会の要望書が提出された翌日、日本専門医機構は内部で合同の委員会を開催し、新専門医制度の２０１７年からの開始を見送ることを決めた。アカデミズムと地域の医療を守るために声を上げたわれわれの約２年にわたる闘いが結実した瞬間だった。ようやく無謀な企てに楔を打ち込んだ形になったが、この新専門医制度の開始見送りは一里塚にすぎず、この後に控えているのが真の分水嶺であった。それこそが、日本専門医機構の理事改選である。

日本専門医機構の理事の任期は、次の社員総会期日の６月末にまで迫っていた。４月下旬に開催された第３回社員総会で役員候補者選考委員会の設置が決まっており、10名のメンバーで構成する理事会提案もそこで承認されていた。メンバーは、日本専門医機構の設立時社員であった日本医師会、日本医学会連合、全国医学部長病院長会議から各１名、４

病院団体協議会から1名、内科系と外科系の社員学会から各2名、外部評価委員会の推薦者2名の合計10名だった。

各団体などからの推薦で、役員候補者選考委員会のメンバーは、次のような顔ぶれとなった。日本医師会からは、2015年の第2回社員総会で活躍した当時の日本医師会副会長、中川俊男氏、専門医制度の旗振り役で日本医学会の重鎮、高久史麿氏が会長を務めていた日本医学会連合からは、副会長の寺本民生氏（現日本専門医機構理事長）、全国医学部長病院長会議からは、顧問の小川彰氏、4病院団体協議会からは、日本精神科病院協会会長の山崎學氏がそれぞれ参加した。内科系学会から推薦された2人は、日本内科学会の前理事長の小池和彦氏、日本小児科学会副会長の井田博幸氏であり、外科系学会からの推薦は、日本皮膚科学会理事長を務めていた私と、日本脳神経外科学会理事長の嘉山孝正氏に決まった。多数の学会員を抱える機構寄りの日本外科学会、日本整形外科学会、日本産婦人科学会などが外れ、われわれ2人を選んだことは外科系学会の「慧眼」によるものだった。外部評価委員会からの推薦は、杏林大学の学長で日本専門医機構の設立時に理事の選考委員を務めた跡見裕氏、NHKラジオセンターのチーフ・プロデューサーを務める岩本裕氏であった。この10名が日本専門医機構の命運を握ることとなった。

役員候補者選考委員会の会合は、2016年6月中旬、日本専門医機構の会議室で開かれた。冒頭、池田理事長の挨拶があったが、その内容に委員は皆、驚かされることとなった。成立から約2年間の専門医機構の成果を簡単に述べた後、次の2年間は新体制を模索しなければならないという思いを吐露した。そして、新体制のために、次期の役員を辞退すると表明したのだ。池田理事長の続投か否かは、役員候補者選考委員会の最大のテーマとなると考えられていたが、冒頭の本人の挨拶であっという間に決着がつく形となった。

役員候補者選考委員会に先立つ数日前、池田理事長は「新たな専門医制度実施に向けて——理事長コメント」という文書を発出していた。これは、先に発表された日本医師会と4病院団体協議会からの「新たな専門医の仕組みへの懸念について」と、それに対する塩崎厚生労働大臣の談話を受けて、18の基本診療領域の学会向けに、これまで専門医機構が推し進めてきた新専門医制度の実施に向けた取り組みを貫く強い思いをにじませる内容であった。その証拠に、塩崎厚生労働大臣の談話で触れられたガバナンスの抜本的見直しには一切触れることなく、日本医師会らが強く求めた一度立ち止まることに関しても言及は全くなかった。批判が大きかった専門医機構のガバナンスを肯定的に捉え、社会で高まる不安を一切顧みようとする様子がみられないこの文書は、発出直後から批判が殺到し、塩崎厚生労働大臣も間髪入れず不快感を示すなど、四面楚歌の様相であった。

このような状況の中で、池田理事長の退任は避けがたい状況に陥っていたのだろう。誰

図5　日本専門医機構の問題の系譜

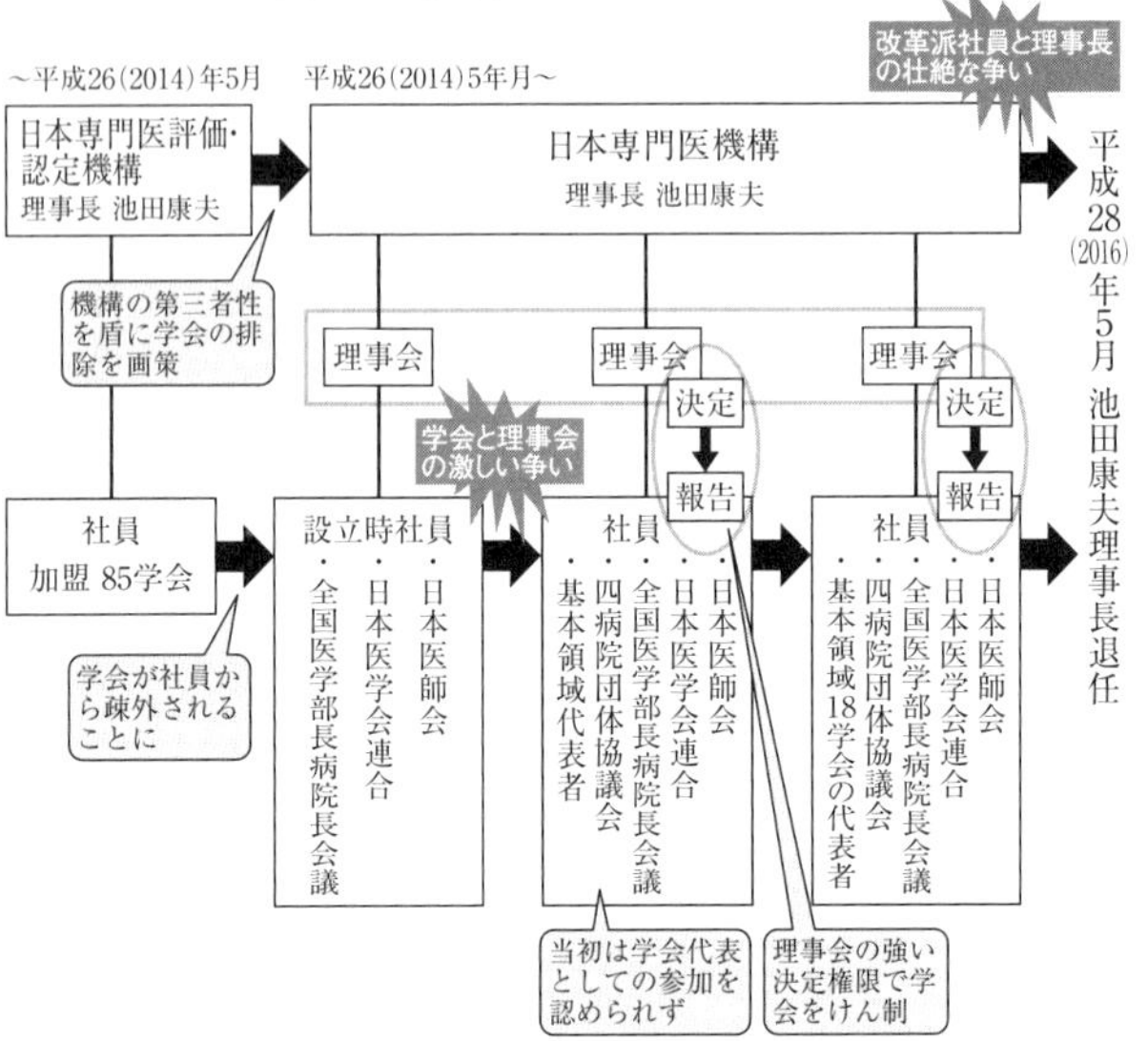

とどのようなやり取りがあったかは知る由もない。ただ、役員候補者選考委員会での本人の弁を借りれば、理事会の面々に話す暇もなくこの役員候補者選考委員会で初めて退任を口にしたということであったので、性急かつ水面下で決まった方針には違いなかった。混乱を極めた池田理事長体制の下での専門医機構は、ついに幕を下ろすことが確実になった。

こうして役員候補者選考委員会の選考方針も新しい役員体制づくりで一致したが、会議自体は一筋縄にはいかなかった。守旧派と改革派で事実上、真っ二つの状態であったからだ。議長の選出から守旧派と改革派は真っ向から対立し、その後も議長の投票権の有無、双方の推す候補者の選考などで火花を散らした。結局、議長には改革派の中川俊男に日本医師会副会長が選出された。会議は10名という少人数であったので、極めて紳士的な話し合いが行われ、全会一致を基本方針に是々非々で選考を進めていった。会合は2回行われ、団体、学会からの推薦者を中心にした24名のうち、再任者はわずかに4名にとどまる刷新された役員体制づくりが完了した。

2年余りの長きにわたって混乱を続けた新専門医制度に向けた動きは、この後新しいステージに移ることになる。日本専門医機構を巡る闘いを通じて、新臨床研修制度から続いたアカデミズムの軽視と地方医療の衰退に一定の歯止めはかけられたものの、塩崎厚生労働大臣の登場もあり、新専門医制度を通じて厚生労働省が目指す望ましい医療提供体制の構築という国策の側面は顕著になった。日本専門医機構がどのような命運をたどり、新専門医制度がどうなっていったのか。続きの物語も波乱含みの情勢には変わりなかった。

その後の日本専門医機構

２０１６年６月末に第４回の社員総会が開催された。役員候補者選考会議により推薦された24名の理事候補が承認され、日本専門医機構の運営体制がいよいよ刷新されることが確実となった。本来25名が理事定員であったが、高久史麿氏が会長を務める日本医学会連合からの推薦者1名が役員候補者選考会議の全会一致を得られなかったため、理事候補者に1名欠員が生じた。欠員については、改めて医学会連合から推薦を受け社員総会での承認を得る手はずとなったが、闘いの爪痕がこのような形で露呈していた。

新しい理事長には、吉村博邦氏が選ばれた。北里大学名誉教授である吉村氏は、東京大学医学部を卒業後、東大第二外科を経て、北里大学に移り、胸部外科学主任教授、医学部長を歴任。北里大学を定年退職後は、公益財団法人地域医療振興協会の顧問を務めており、今回、日本医学会連合の推薦で日本専門医機構の理事に選任されていた。吉村氏は再任された数少ない理事の一人であった。ちなみに、公益財団法人地域医療振興協会は、僻地医療の充実を掲げ、自治医科大学の卒業生が中心となって設立した公益財団法人であり、その会長は2012年まで16年間にわたり自治医科大学の学長を務めた高久史麿氏である。このように、日本専門医機構の新しい理事長選任をみても、いかに高久氏の影響力が大きいかを物語っている。

吉村理事長の下、理事会が直面する喫緊の課題は、2017年度から新専門医制度を一部でも開始するか否かであった。すでに6月初旬に新専門医制度の開始見送りが専門医機構内部でも決定していたが、一部の学会では新しいプログラムでの開始を模索する動きが続いていた。最終的には、吉村理事長ら新理事が就任して間もない7月下旬、2017年度からの新専門医制度の実施を18の基本領域と新たな専門医として目玉でもあった総合診療専門医を含めて19領域すべてで見送ることを決定し、2018年の一斉スタートを目指す方針が固まった。新体制となった日本専門医機構は、それまでの約2年間で生じたさまざまな困難を抱えながらも、2018年4月の船出を目指して進んでいくこととなった。

新執行部は、これまでの反省を踏まえて学会と連携して制度を運用することに心を砕いた。そこで専門医制度に関わる整備指針を見直し、日本専門医機構が自ら制度設計を担う総合診療専門医を除いて、各学会を制度設計の主体とし、日本専門医機構は認証する役割に徹することとなった。専門医の質の向上を唱えるのであれば、学会というアカデミズムの力なくして実現できないことはこれまで述べてきた通りだ。約2年もの遠回りを経たが、この点は本来のあるべき姿に収束した。一方で、新専門医制度が地方医療に与える影響を懸念する声から始まった医師偏在問題は、容易には解消しがたい袋小路へと迷い込みつつあった。一つは国の関与だ。厚生労働省は、2017年4月24日に「今後の医師養成の在り方と地域医療に関する検討会」を新たに立ち上げ、塩崎恭久厚生労働大臣（当時）自らが、地域医療に求められる専門医制度という観点から新専門医制度への介入に取りかかった。プロフェッショナル・オートノミーを掲げて専門医の質の向上を目指した新専門医制度は、いよいよ、医師の地域偏在と診療科偏在に介入しつつあった。意欲的な厚生労働省とは裏腹に、医師の地域偏在と診療科偏在の問題の根深さは、厚生労働省自らが次々と立ち上げる検討会にも表れていた。２０１７年度からの新専門医制度開始に「待った」をかけた社会保障審議会医療部会の「専門医養成の在り方に関する専門委員会」は、私が出席した第3回が最後の開催で、その後、立ち消えとなっていた。また、２０１５年12月に立ち上がった医療従事者の需給に関する検討会でも、医師の偏在対策を中心にその需給問題が話し合われていた。複数の検討会を立ち上げても、医師の偏在対策に光明はなく、新専門医制度は、医師の偏在対策の格好のネタの一つとなっていった。

新執行部に移行後、学会との連携を謳った専門医制度に関わる整備指針の見直しは、合計2回実施されたが、いずれも地域医療への配慮が色濃い内容となっていた。２０１６年12月の改定では、従来の学会認定施設を研修の質の低下を来さない範囲で連携施設に含めることや、専門研修プログラムの承認に際して、都道府県協議会への事前協議を定めるなどの内容が含まれた。翌年6月の見直しでは、義務年限を有する医師なども資格取得できるよう、カリキュラム制研修へも柔軟に対応することや、地域の中核病院も専門研修の中心となることが可能である旨の明記、都道府県協議会に市町村を含め、プログラム承認後も都道府県協議会への情報提供、協議会からの意見提出、プログラムの改善を行うことが盛り込まれた。特にカリキュラム制研修への対応は、新専門医制度の最大の特徴ともいうべきプログラム制を骨抜きにする内容であり、地域医療への配慮や、自治医科大学卒業生などの義務年限を有する医師への現実的な配慮として致し方ない側面はあるものの、新専門医制度の根幹に関わる見直しであった。また、新専門医制度により、都道府県協議会が持つ影響力が増し、これまで医師の采配を担ってきた大学に対する牽制となった。

こうして、新専門医制度の主題は医師の偏在対策に移り、最終的には、5都府県（東京、神奈川、愛知、大阪、福岡）において、14の基本領域（外科、産婦人科、臨床検査、病理、総合診療を除く）で過去の採用実績を基に採用数の上限を設定する方針となった。専攻医の募集開始に手間取るなど、紆余曲折を経ながら、2018年4月、8378人の専攻医が参加して新専門医制度がスタートした。

一方の厚生労働省は、2018年7月25日に医師法改正を行った。日本専門医機構と基本領域の18学会に対して、医療提供体制に重大な影響をおよぼす医師の研修計画を定め、変更の際には、あらかじめ厚生労働大臣の意見を聴かなければならないという法規制を設けた（医師法16条の10）。実質的には、地域医療対策協議会の意見を日本専門医機構と基本領域の18学会に反映させる仕組みとして設けられた規定であるが、厚生労働省が日本専門医機構を介さず直接学会とやり取りできるようになることを意味しており、厚生労働省の立ち位置が明確になった。地域医療対策協議会は、医療法30条の23の規定に基づき、都道府県における医師確保対策の具体的な実施に関わる者の間での協議・調整を行う場として従来から設けられていたが、新専門医制度で医師の偏在に注目が集まったことで、協議会の機能強化が図られる結果となった。

こうして、東京をはじめとした大都市の専門医採用数の上限を設けて開始された新専門医制度であったが、初年度では、東京への一極集中が進行する結果となった。東京の専門医が全国に占める割合は、2016年度が17・4%であったのに対して、2018年度は21・7%まで上昇した。[*4] これでは新臨床研修制度のときと同様の失敗が繰り返されたことになる。地方の魅力が失われていると言われればその通りなのかもしれない。しかしながら、学会が自律的に進めてきた専門医制度には、医師の地域偏在や診療科偏在を調整する機能がないと折あるごとに批判しながら、蓋を開ければ制度改革後のほうが状況悪化を来しているのは滑稽《こっけい》としか言いようがない。新臨床研修制度下では医局制度を目の敵にして地域医療を崩壊させ、新専門医制度では、学会を目の敵にして地域医療に再び大きなダメージを与えた。これは揺るがない事実だ。結局のところ、診療領域ごと、地域ごとに複雑な事情があり、絶妙なバランスでそれらが調整されていたところに、黒船のように現れて、崇高な理念を振りかざしつつ、机上の数字の操作で乗り越えようというのが土台、無理な話だったのではないのか。ここで言いたいのは改革への批判ではない。改革のやり方を批判しているのだ。専門医の育成は、医師の偏在対策ではない。専門医の育成はプロフェッショナル・オートノミーに委ねて、偏在対策は後で述べる他の方策によって調整すべきだったのだ。医師の国有管理的な発想が先に立った今回の改革は、最初から迷走する運命にあったのである。

大失敗を踏まえて、2019年度は東京の専攻医の募集制限の上限（シーリング）が5%削減された。[*5] 2020年度以降も、都道府県単位でのより複雑な調整が進みつつある。日本の専門医制度の迷走は、まだしばらく続くことになるだろう。

「人」の不足③　研究医と地域枠

地域医療の再生の道

ここまで、専門医の質の向上を目指して取り組みが始まった新専門医制度が、医師の偏在対策の切り札の一つとなった経過を振り返ってきた。都道府県や診療科単位でのシーリングの適用拡大など、国が主導する対策が強化されつつあるが、それほどまでに医師の偏在対策は根深い問題であることが露呈しているともいえる。

地域医療で活躍する医師の確保は、決して今に始まった問題ではない。その端緒は、1961年の国民皆保険制度の達成にまでさかのぼる。日本の医療制度は、受診する医療機関を自由に選ぶことができるフリーアクセスが特徴だ。国民皆保険の達成が医療需要の増大を生じさせ、医師養成の増加を求める声につながった。1973年、当時の田中角栄内閣の「無医大県解消構想」閣議決定を経て、いわゆる1県1医大構想が動き出した。現在では山梨大学医学部となっている本学も、1978年に新設された山梨医科大学が前身であり、新設された16校の国立医科大学のうちの1校である。山梨医科大学や筆者の荒神が卒業した琉球大学医学部など、34校の新設医科大学（医学部）は、日本全体で高まった医療需要の増大に対処するために設置され、特に、需要と供給のミスマッチが大きかった地方の医療へのテコ入れが主眼であった。これら地方大学の新設により、各都道府県の医師数は確実に増加したが、臨床研修制度の項（125頁）でも述べた通り、大都市への若手医師の流失で、地方の医師の確保は現在でも困難なままだ。それが新専門医制度の動きの中で地方からの大きなうねりとなっていた。

一方、地域医療の中でも特に医療の確保が困難な、僻地と呼ばれる地域の医療体制の確保に成功した例もある。それが自治医科大学（栃木県下野市）の設置である。自治医科大学は、医療に恵まれない僻地などにおける医療の確保向上と地域住民の福祉の増進を図ることを目的に、１９７２年に設立された私立大学であるが、47都道府県が共同で設立していることから公的な性格が強い。最大の特徴は、卒業後、出身都道府県における義務年限（おおむね９年間）を有していることである。全国の都道府県ごとに選抜された学生が集い、全寮制で、入学金や修学資金が貸与され、一定期間、出身都道府県の指定する医療機関で勤務することで返還が免除される仕組みとなっている。令和元年度時点で４３００人を超える卒業生を送り出し、義務年限後も含めて約40％が僻地での医療に従事している。地方の医療を支える仕組みとして実績の点でも申し分なく、医育機関である自治医科大学が、省庁、地方自治体と連携して実現した好例といえる。ただ、非常に特異な例であることは忘れてはならない。純資産を１５００億円も有しており、この背景には、栃木県が発行する宝くじ（地域医療等振興自治宝くじ）からの収入など、年１１０億円超の手厚い補助金収入の存在がある。また、旧自治省（現総務省）が設立時から深く関与しており、行政機関とのパイプが太いのも大きな強みになっている。大学附属病院、さいたま医療センター、とちぎ子ども医療センターの３ヵ所の医療施設を運営するほか、自治医科大学の卒業生が中心になって１９８６年に設立された公益社団法人地域医療振興協会を通じて、直営、指定管理を含めて全国で78施設（2020年4月1日現在）の運営にも間接的に関与しており、通常の大学病院にはない特色が自治医科大学の成功を支えている。

自治医科大学の仕組みを他の国公私立大学に導入したものが1997年に導入された「地域枠」と呼ばれる医学部入学枠である。地域枠は、大学が特定の地域や診療科で診療を行うことを条件とした選抜枠を設けて、都道府県が学生に対して奨学金を貸与する仕組みであり、都道府県の指定する区域で一定の年限従事することで、奨学金の返還が免除される。地域枠導入により、2大学で11人が入学した。

医学部の入学定員は、「無医大県解消構想」の推進により、1981年4月時点で8280まで増加した。しかしその後、「将来の医師需給に関する検討委員会」が開かれ、1982年11月に中間意見として「将来の深刻な医師過剰への強い危機感」が表明されたことを契機に、2007年4月時点で7625人まで削減された。これが厚生労働省が引き起こした最大のミステイクである。山梨大学も削減を要請されたが、何とかその危機を回避した。このときも私は削減委員会のなかで一人反対で奮闘し、削減を免れたことを覚えている。一方、1999年、大きな医療事故が相次いだことを契機に医療訴訟リスクが顕在化し、その後、産科などのリスクの高い診療科を中心に医療崩壊と称される顕著な医師不足を引き起こすに至った。結果的には将来推計に失敗し、医師過剰という誤った危惧か

図6　医学部の入学定員と地域枠の定員の推移

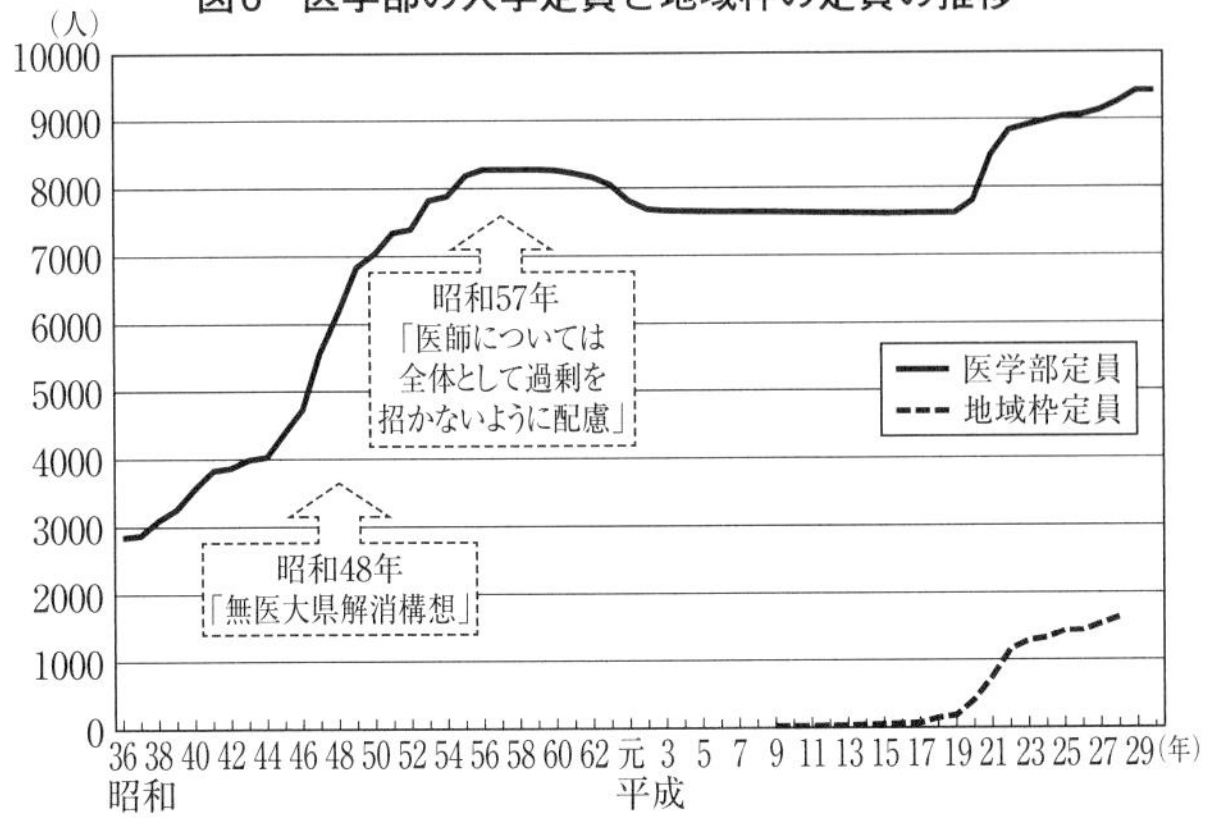

社会保険旬報による資料を基に作成

ら医学部定員を長らく抑制してきたつけが回ってきたといえよう（図6）。

削減から一転、医学部定員増が急務となる中、地域枠は年々増加し、2006年には「新医師確保総合対策」で、医師不足が深刻な青森、岩手、秋田、山形、福島、新潟、山梨、長野、岐阜、三重について各10人、2007年の「緊急医師確保対策」で全都道府県で各5人が増員された。加えて、2008年6月に閣議決定された「経済財政改革の基本方針2008」で「早急に過去最大程度まで増員」することが盛り込まれ、2009年の「経済財政改革の基本方針2009」、2010年の「新成長戦略」などの入学定員の増員が相次いで実施され、2017年時点で、地域枠の定員が1674人となり、すべての医学部の定員数の17・8%を占めるまでになった。

このように急拡大を遂げてきた地域枠は、地方における医師確保の切り札となることが期待されている。義務年限からの離脱や義務年限中のキャリア形成、勤務地の指定の方法など問題は山積しているが、医育機関である大学と地域医療の確保を担う行政との連携が成功の要であり、医療法30条の23に基づく「地域医療対策協議会」の活用など新しいスキームの積極的な活用が求められている。一方、2018年の厚生労働省医政局「医師偏在対策について」では、都道府県・大学・医師会・主要な医療機関などで構成される「地域医療対策協議会」は、青森県、山形県、新潟県、山梨県、香川県、福岡県、佐賀県で過去5年の間で開催されておらず、地域枠などの医師派遣について、大学と都道府県が連携できていないことが指摘されている。これらの指摘を受けて、山梨県でも、2019年3月になって山梨県地域医療対策協議会を新たに設置したが、地域医療の医師確保について大学と県との連携は緒に就いたばかりである。地方の国立大学である山梨大学が、地元山梨の地域医療に積極的に貢献すべきであることは言うまでもないが、われわれが全国の大学に蜂起を呼びかけた新型コロナウイルス感染症のPCR検査体制の折もそうであったように、医療行政全体の中で大学病院が蚊帳の外に置かれることは稀ではない。この底流には、都道府県の医療行政を所管する厚生労働省と大学を所管する文部科学省という中央省庁の縦割りとその力関係、そして大学というアカデミズムへの警戒感が大きく影響している。先ほどの厚生労働省医政局の資料の中でも、「医師確保対策について、都道府県が主体的・実効的に対策を行うことができる体制が整っていない（傍線は筆者）」ことが問題として挙げられている。連携を謳いながらも、都道府県が主体的につまり大学抜きで、地域医療の取り組みを進めるという強い意志がにじみ出している。医療計画は都道府県が担うものであるから、主体的と表現するにはそれなりの理由もあるが、都道府県が実効的に対策を行うと考えているのは相当な限界があるのではないだろうか。専門医機構の構図と同様、アカデミズムを抜きにして専門医の育成がままならないように、実効的な医療計画を立てるのに、医師を育成する医育機関である大学が主体的な役割を果たさずしてどうして実現できようか。長年にわたり大学が辛うじて支えてきた地域医療の枠組みを壊してきたのは、新臨床研修制度や新専門医制度に大きな要因があり、結果的には、それらの背後にある厚生労働省や国そのものが壊してきたものであるとはいえないだろうか。それぞれに制度の目的はあったとしても、地域医療の崩壊や医師不足という大きな副作用を招来したスキームのままで、新たな改善を望むべくもない。今こそ「無医大県解消構想」の趣旨に立ち戻り、地方国立大学の力を最大限、活かすべきときである。自治医科大学のスキームが成功した背景には、自治医科大学が中心的な役割を果たし、手厚い資金的裏付けがあることを先に示したが、地方国立大学を同様のスキームに位置づけ、地域医療の中核として活用していくことが地域医療の再生につながるのである。

医学研究の衰退と再興に向けた動き

新臨床研修制度と新専門医制度はいずれも、臨床医の育成に関する制度で、臨床上のメリットは期待できる。一方で、デメリットだけを被った領域がある。それが医学部の研究領域だ。

大学の医学部は、診断や治療などの実臨床のほかに、学問の府としての教育と研究の役割を担っている。新臨床研修制度や新専門医制度の開始に伴い、教育人材の確保のために地域医療機関からの中堅医師を中心とした医師を大学に呼び寄せたのは、大学の医学部が担う教育の役割と関係している。一方、研究領域が受けた影響は、臨床重視の余波と、若手人材の大学からの流出である。

臨床偏重といっても過言ではない臨床への傾倒は、196頁以降で触れる国立大学の「金」の問題とも密接に関連するが、医学生の進路選択にも如実に現れている。例えば、山梨大学医学部の令和元年度の卒業者104人のうち、医師国家試験の合格者は101人（合格率97・1％）であり、合格者のうち、99人（98％）が山梨大病院を含む臨床研修病院へ就職した。大学院に進学した者はわずか一人である。医師法16条の2の定めにより、基礎医学研究を行う医師であっても、診療（健康診断などを含む）を行う場合は、臨床研修を修了する義務があるとされていて、違反すれば行政処分や戒告などの処分の対象となりうるため、将来、臨床医を全くしないという特殊な状況でない限り、臨床研修を避けて通ることはできない。現在、医学部卒業までは、学士入学などの例外を除くと最短で6年間を要するが、一人前の医師と認められるためにさらに2年間を要する制度設計で、結果的に、修学年限が8年間になったといっても過言ではない。一方で、研究者として過ごす若手の期間は、業績の点からも非常に重要な時期である。それというのも、トップリサーチャー（論文が引用される割合が上位10%以内の生産性の高い研究者）には若手研究者が多いと報告されており[*6]、研究者の論文の生産性は、キャリア開始から8年以内が最も高いとされているからである[*7]。つまり、研究者にとって若手の時期が非常に重要であることが明らかであるにもかかわらず、残念ながら、修学年限をなし崩しに延ばすような制度設計に陥っている現状がある。日本は多くの研究領域において、ここ20年間、上位10%の論文数の国際シェア順位が著明に低下しており[*8]、米国に次ぐ位置にあったのは過去の栄光となってしまい、医学領域の論文に関して言えば、臨床偏重の制度設計で上位を望むべくもないというのが実情である。

2年間の臨床研修を修了したその先も決して明るいものではない。平成29年臨床研修修了者アンケート調査の結果によれば、専門医資格の取得を希望する者が90%を超えている一方、医学博士の取得希望は、40%をわずかに上回る程度にすぎず、臨床重視の傾向が強い。それは、研究力の低下が容易に改善できそうにないことを示している。なかでも、基礎の研究に進む医師の数が極めて少ないことは長らく危惧されてきたが、原状回復は事実上、困難と言わざるを得ない。

これらの危機的状況は、少なくとも文部科学省の中では早くから認識されていたといってよい。1991年に当時の科学技術庁、科学技術政策研究所を通じて科学技術指標を策定し、2005年以後は、研究者数や研究費などの国際比較を毎年公表してきた。論文が引用される割合が上位10%以内の注目度の高い論文数はすでに2000年代半ばから低下しており、もっと早くから手を打つことも不可能ではなかったはずだ。臨床研修制度の開始は2004年であり、この時機を逸しなければ医学研究再興に目配りした制度設計も不可能ではなかったはずである。なぜデータがありながら、国の方針として活かされなかったのかはさまざまな要因があろうが、われわれは、文部科学省と厚生労働省という縦割りと力関係にその要因があったとみている。臨床研修制度を強力に推進したのは厚生労働省であり、大学病院から臨床研修医が離れることをよしとしたのだろう。196頁以降で述べる国立大学法人化のタイミングとも重なり、大学病院が臨床重視に傾く中で、基礎医学系を中心とする若手研究者の確保に頓着しないまま、物事が進んでいってしまったのである。後の項で触れる国立大学の研究資金の問題も大いにあるが、仮に資金が確保できたとしても、人の確保、ましてや専門家たる研究者の確保は容易には実現しえない。ローマは一日にして成らず、である。新型コロナウイルス感染症の問題でも露呈した公衆衛生に携わる人材の不足や、PCR検査に関わる検査技師の不足などと同様に、不足した時点で潤沢な資金を供給しても、人の不足は、育成期間に相当する時の経過を待たないと解消できないのである。人の育成と科学技術の振興こそが文部科学省の本領ではないのか。大学という医育機関を離れた人材の育成に文部科学省が関わってこなかったこと、関わるだけの法的根拠を持ちえず、医療提供体制を担う厚生労働省の独壇場となったことが、研究人材の確保に出遅れて国際的な地位低下を招来したものと考えられる。さらにこの背景には、厚生労働省と文部科学省の交流人事の影響が多分にあったものと私はみている。主要ポストのたすきがけ人事を行った結果、厚生労働省の力が一番強くなったとみていいだろう。

医学系研究者の確保への施策が動き出したのは、２０１０年度からだ。「経済財政改革の基本方針２００９」を踏まえ、複数大学の連携によるコンソーシアムを形成し、研究医養成の観点から学部・大学院教育を一貫して見通した特別コース（増員数の倍以上）を設

図7　医学部から博士課程への流れ

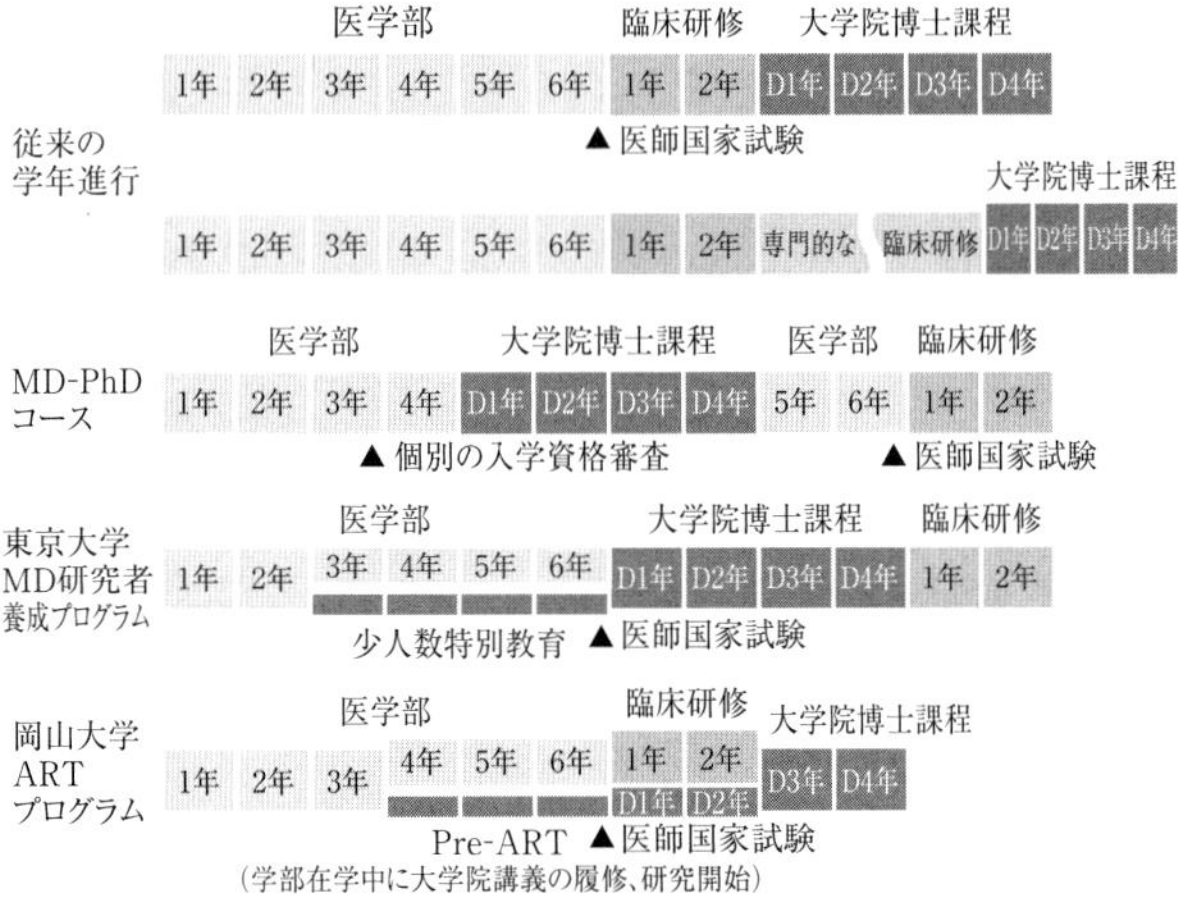

厚生労働省「平成25年医師臨床研修部会報告書」を基に作成

定し、適切に履修者を確保することを要件として「研究医枠」を設け、臨時定員増が開始された。従来、大学院博士課程を修了するまでに専門医取得をはさまないで入学から最低でも12年、3～5年間の専門医研修をはさむと15～17年を要するが、これでは、若手研究者としての貴重な時間が損なわれてしまう。一方で、MD-PhD（医師―博士コース）であれば、臨床実習が主となる5年生以降の就学に先立って大学院教育により博士課程を修了することができ、従来の専門医取得をはさまない学年進行と年数こそ異ならないが、医学部5年生の時点ではポストドクター（博士研究員）としての立場になるため、若手研究者としての貴重な時間を有効に活かすことが期待できる。東京大学MD研究者養成プログラムや岡山大学ARTプログラムは、医学部在籍中から特別教育や大学院講義の履修などを開始する点に特徴があり、特に岡山大学のプログラムでは、臨床研修と大学院博士課程を両立することで、履修期間を2年間短縮した。山梨大学は、研究者としての早期教育を医学部として公式に施すことを国内でおそらく最初に始めた医学部であり、「リエゾンアカデミー（現ライフサイエンスコース）」と称するコースを開設して医学生に門戸を開いている。本コースで修習した学生は、研究成果を国際雑誌に投稿するなど、輝かしい結果も残している。また、群馬大学や千葉大学と共に東京大学と連携し、東京大学の研究枠2人の増員を図っている。若手研究人材の確保が期待できるこれらの仕組みであるが、2010年度からの医学部臨時定員増の全国の研究医枠数は、2018年時点で40名にとどまっており、実効性にはまだ程遠い状況だ。

臨床研修制度においても、基礎医学系の研究者確保の方策がようやく動き出した。省令改正により2020年4月1日から開始される「基礎研究医養成活性化プログラム」だ。これは、9つの条件を満たした場合のみに、1大学につき原則1名（ただし、基礎医学分野の年間研究予算が8000万円を超えていることや、基礎医学分野のインパクトファクター〔学術雑誌の影響度〕15以上〈筆者注：相当高い水準の国際学術誌のレベル〉の論文が過去3年間にある、など複数の条件を満たせば最大5名まで）を許可し、医師臨床研修マッチング前に採用できるという仕組みである。制度改正そのものは選択肢を増やした点で評価できるが、原則1名の過少な枠では焼け石に水であり、実効性には疑問が残る。

そして専門医制度においても基礎医学系の研究者確保に関心が向かいはじめた。2013年に高久史麿座長の下で取りまとめられた「専門医の在り方に関する検討会報告書」では、「研修の目標や内容を維持した上で、養成プログラムの期間の延長により研究志向の医師を養成する内容を盛り込むことも検討すべき」とされていた。しかし、実際に動き出した新専門医制度では、研究を行う人材を養成することを念頭に置いた枠組みが設けられなかった。そのため「研究や教育を行う医師数を考慮すべき」との意見が都道府県や各学会からも出されて日本専門医機構でも臨床研究医コースの検討が始まった。2020年度は、研究医の位置づけが確立していないことを理由に制度の導入を見送ったものの、2021年から全国で40人の枠で開始されることになった。日本専門医機構が2020年7月に発出した「日本専門医機構が設定する臨床研修医コースについて」という文書中で、臨床研究医コースの設置について「現在の厚生労働省医道審議会医師専門研修部会では、一般的な日常診療のニーズを中心にして議論が行われており、医育機関や研究所での研究・教育に必要な人員についてかならずしも十分な配慮がなされていない。臨床医がその経験を基盤として研究・教育に携わることができなければ、我が国における臨床医学の研究・教育の発展に多大な影響を与える可能性がある」として、新コースの設置を試みることになったと説明している。[*9] しかしながら翻ってみれば、これは、日本専門医機構や厚生労働省がこれまで壊してきた大学のアカデミズムそのものである。また、これまで概観した通り、医学部教育や臨床研修制度には、将来、基礎医学を志す者を育成する仕組みが動き出しており、日本専門医機構が目指す臨床研究医コースの特徴として、大学だけでなくナショナルセンターでの研究・教育を主たる業務にする臨床研究医（clinician scientist）が想定されていることがある。ここでいうナショナルセンターとは、国立国際医療研究センターなどの厚生労働省が管轄する医療機関にほかならない。つまり結局のところ、自分が蒔いた種で自らの首を絞める状態に陥ったともみられるのである。

医師が臨床に傾倒することは、その存在意義や社会的役割からしても自然な流れである。一方で、教育や研究などのアカデミズムは、医師の役割から完全に切り離すことはできない。医師それぞれの立ち位置によって、絶妙なバランスで調整されるべきこれら三つのバランスが、制度という強力なパワーによっていびつな形に変化させられてしまったのが現状ではないだろうか。そして、その源はアカデミズムの軽視にあり、中央省庁間の縦割り、力関係に由来しているのではないか。

「人は城、人は石垣、人は堀、情けは味方、仇は敵なり」とは、戦国武将、武田信玄公の言葉だ。医学、医療においても人材こそが最大の守りである。その人材を育む大学というアカデミズムを敵にすることは国益になるだろうか。そして信玄公がいう「情け」とは、配慮や親切を指しているが、アカデミズムに対する「情け」とは、いわば学びの場としての大学の重視や敬意である。「人」「人を育てるアカデミズム」「アカデミズムの場である大学」。これらが、これからのわが国の医学、医療の発展のために、今、求められている。

「金」の不足① 法人化と運営費交付金

国立大学改革と法人化

地方大学と大学病院の苦境「人」編では、地方国立大学の大学病院が直面してきた人材不足の苦境をみてきた。ここからは、地方大学と大学病院の苦境「金」編として、大学の財政基盤に関する問題に切り込んでいこう。

地方国立大学は、今、存続をかけた財政上の困窮に追い込まれている。ここまでに至った原点ともいうべき出来事は、２００４年の国立大学の法人化と、運営費交付金（国から大学などに交付されている基礎的な運営資金で人件費や研究資金となる）の年１％の減額である。大学改革という名の下に行われた改悪であり、世紀の大失敗だ。

２０１５年から山梨県立大学理事長・学長を務める清水一彦氏によれば、日本の大学は、明治19（１８８６）年に公布された帝国大学令に始まり、大正期の大学令改正、戦後の新制大学発足と、およそ30～40年の周期で大きな転換を迎えているとされる。[*10] ２００４年の国立大学の法人化につながる動きは、１９９１年の大学設置基準の大綱化にまでさかのぼる。大学設置基準の大綱化とは、清水氏によれば、「個々の大学が、その教育理念・目的に基づき、学術の進展や社会の要請に適切に対応しつつ、特色ある教育研究を展開し得る」（平成３年６月24日付、文部事務次官通知より引用）ために、「大綱化」を最大のキーワードとしてそれまでの規定内容をほぼ全面的に改めたものであった。各大学の自由裁量が大幅に増したことなどから、基準史上画期的な改正であったとされている。

次いで１９９８年に大学審議会答申として、「21世紀の大学像と今後の改革方策について――競争的環境の中で個性が輝く大学」が出された。これは、大学改革の４つの基本理念からなり、教育研究システムの柔構造化と、学長のリーダーシップ発揮のための組織運営体制の整備を行って大学の自律性確保を推し進めつつ、大学の個性化と教育研究の不断の改善のための自己評価、第三者評価をとり入れることを推奨するものであった。この中では「様々な評価情報に基づき適切な公的資源配分を実施」と明記されており、現在の国立大学における傾斜的資金配分の萌芽が現れていることがみてとれる。

2000年、当時の文部省の高等教育局大学課は、下部組織に10の委員会を持つ「国立大学等の独立行政法人化に関する調査検討会議」を構成し、2002年3月に「新しい『国立大学法人』像について」を取りまとめ、国立大学法人化の方向性が定まった。この法人化には国家公務員の大幅削減という政府の方針が隠されており、国立大学が法人化することで職員が国家公務員の枠組みから外れるというからくりがあったとみている。一方、この間、2001年1月に中央省庁再編で文部省と科学技術庁が統合され、文部科学省となった後、第一次小泉内閣が発足した。小泉内閣が掲げたいわゆる「聖域なき構造改革」の大波に国立大学も飲み込まれることになった。第一次小泉内閣の文部科学大臣には、旧文部省のキャリアの遠山敦子氏が就任した。就任早々の6月には「大学（国立大学）の構造改革の方針」いわゆる「遠山プラン」を公表し、大学・学部の再編、統合の方向性が示され、国立大学の数の大幅な削減を目指すことが高らかに謳われた。また、国立大学にも民間的発想の経営手法を導入する方針が示され、この中で、国立大学の機能の一部を分離・独立させ、独立採算制を導入するという「国立大学法人」（独法化）への早期の移行が盛り込まれた。また、大学の第三者評価を導入し、評価結果に応じて資金を重点配分する方針も示された。

こうして、「学問の府としての特性を踏まえた大学の自主性・自律性を尊重するとともに、各大学における運営上の裁量を拡大していく」という調査検討会議報告書が示した方向性は、行政改革の文脈の中において、大学の運営もさながら、独立採算や経営責任などの大学の経営という側面で捉えられるようになっていった。大学設置基準の大綱化で実現した自由裁量の増加は、国立大学の法人化により産学官の連携などを可能にする意味でバリエーションを増した一方、運営費交付金の配分に競争的環境を醸成していくことが当然の引き換え条件という雰囲気が席巻していたらしい。

２００２年10月、独法化を目前に国立大学の再編、統合が始まった。２００１年６月に示された遠山プランの実現である。山梨大学は、筑波大学と共に全国の国立大学の先陣を切って山梨医科大学との統合を果たし、新生・山梨大学として新しいスタートを切った。翌２００３年には全国で20校が統合したが、山梨大学を含め、同じ都道府県内にある単科の医科大学との統合が８校、と大部分を占めた。

２００３年７月、国立大学法人法を含む関連６法が成立、公布され、２００４年４月、全国の国立大学が法人化された。こうして、国立大学法人としての新たな運営が始まったが、国立大学法人山梨大学にとっても、全国の地方国立大学にとっても、国立大学法人としてのその後を顧みれば、まさに受難の時代の幕開けだった。

運営費交付金の1%削減

2004年、山梨大学は「国立大学法人山梨大学」としてのスタートを切った。国立大学の法人化は、大学の自主性・自律性を尊重し、大学運営の裁量を拡大するメリットがあったが、併行して進んだ小泉内閣が掲げた改革「聖域なき構造改革」によって、再起不能に近いダメージを被ることになった。それが、運営費交付金の1%定率削減である。

運営費交付金は、国立大学法人の設立に当たって、それまでの国立学校特別会計に代わる仕組みとして導入されたものである。業務運営に要する経費として、国から財政措置されており、安定的・持続的に教育研究活動を行っていくために必要な基盤的な経費だ。

国立大学法人法の成立に当たっては、衆議院における文部科学委員会の附帯決議として「運営費交付金等の算定に当たっては、法人化前の公費投入額を十分に確保し、必要な運営費交付金等を措置するよう努めること」とされ、また、参議院の附帯決議においても「運営費交付金等の算定に当たっては、法人化前の公費投入額を踏まえ、従来以上に各国立大学における教育研究が確実に実施されるに必要な所要額を確保するよう努めること」

とされていた。しかしながら実際には、国家予算の中で義務的経費に位置づけられていた国立学校特別会計への繰り入れとは異なり、使途が特定されない「渡し切りの交付金」ということから、裁量的経費として位置づけられることになった。これが致命的だった。なぜならば、2004年当時の概算要求基準では、裁量的経費は前年度比2％削減されることとなるためであった。そのため、国立大学協会（国大協）を通じて大きな反発が起こり、初年度の減額こそ免れたものの、以降は裁量的経費として、先行した独立行政法人と同様に1％の効率化係数が適用されることとなった。

国立大学法人化の初年度、運営費交付金は2004年の1兆2415億円をピークに、毎年右肩下がりに減少した。特に2013年は著しく低下し、これは2011年の東日本大震災を受けて、国家公務員の給与の改定および臨時特例に関する法律が施行されたことに伴い、425億円の下押し要因が含まれていることによる。運営費交付金が最高額であった2004年から、最低額となった2013年までの10年間で1623億円、ピーク時に対する割合で13・1％もの金額が失われる結果となった。そして第一期中期目標までの6年間、運営費交付金のうち、教育研究経費に効率化係数が適用されたため、安定的・持続的な教育研究活動に支障を来すこととなった。これは明確な附帯決議違反である。

2015年5月の財務省の審議会である財政制度等審議会財政制度分科会の会議では、

図8　国立大学における志願者数、入学者数の推移

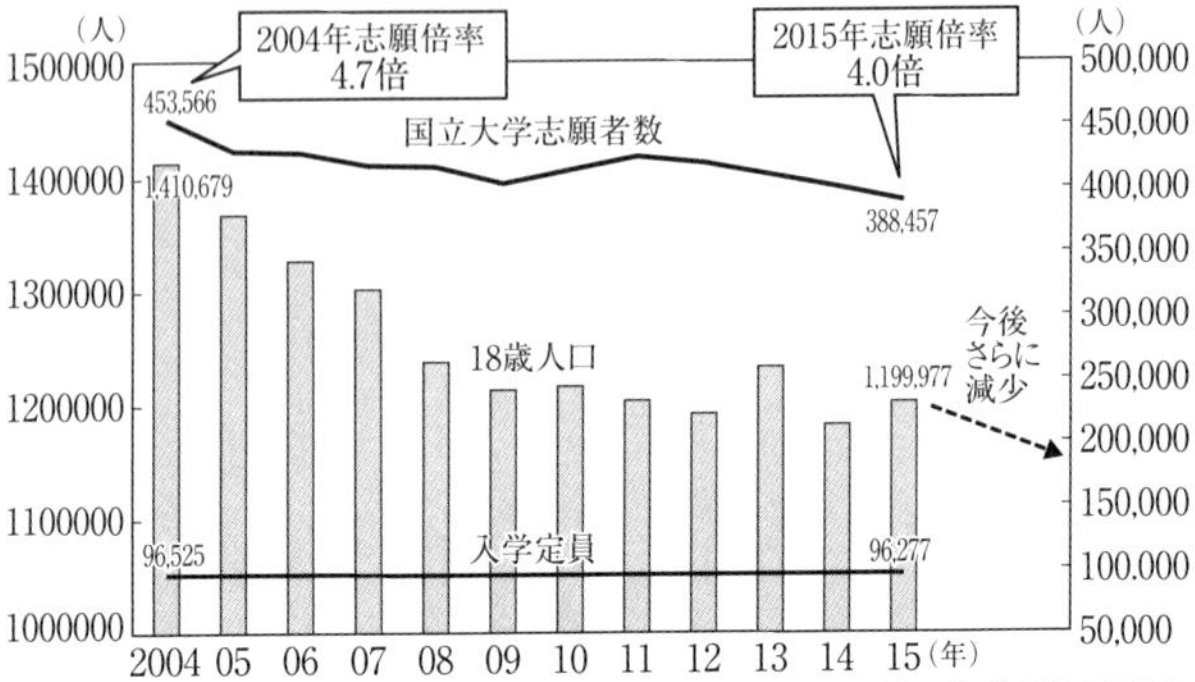

財務省の資料(2019年)に基づき著者らが作成

国立大学法人に対する運営費交付金のあり方についての議論が行われていた。国立大学の現状について、18歳人口の減少を引き合いに、国立大学法人の規模縮小を容認する発言も複数みられ、２００１年の遠山プランの中に「国立大学の数の大幅な削減を目指す」方針が示されていることを持ち出して、統廃合もやむなしという空気が大勢を占めていた。一部委員からは、運営費交付金の配分実態もわからないまま、財政上の観点だけで大学教員の人数の過多を論ずるべきではないといった慎重な意見もみられたが、大学運営に疎い大方の委員は、18歳人口が減少するなら国立大学の規模縮小、統廃合もやむなしという空気に飲まれていた。しかしながら、この会議の２０１５年10月の取りまとめで提出されている資料（図８）を見てみると、２０１５年の志願倍率は４・０倍であり、

確かに独法化が行われた2004年当時の4・7倍と比べればわずかに低下傾向とはいえるが、18歳人口に占める国立大学の志願者割合は、それぞれ32・2%、32・4%とほとんど変化していない。18歳人口に占める志願者割合が32%程度を維持すると仮定すれば、18歳人口が74万人まで減少する2048年であっても、志願者数は23万6000人余と推計され、この10年来変化がない国立大学法人の入学定員9万6000人を依然として上回り、志願倍率は2・4倍となるのである。志願倍率が1倍を切るのならともかく、このような意図的とも思えるミスリードは、財政的な観点から国立大学の規模縮小、統廃合が先にあって、データを結論に合わせて見せようとしているようにしか思えないのである。このように大学運営に関して全く熟知していない財務省や内閣府が選んだ有識者の発言が独り歩きし、政治がこれに利用されて国立大学潰しに突き進んでいく構図がある。

また、ここでは新型コロナウイルス感染症専門家会議が陥った失敗と同じ構図がみてとれる。すなわち、新型コロナウイルス感染症専門家会議は、感染症と疫学に専門性が偏ったまま、社会に対する影響力を行使したがために、過小な患者数や死者数の推計やわかりにくい情報発信によって社会からの信頼を棄損し、その後の感染症対策にも大きな負の影響を残した。この財政制度等審議会も同じような構図であり、委員構成が経済や経営に専門性が偏っているにもかかわらず、財政的視点からだけで社会、特に教育や科学技術の問題に切り込んでおり、日本の科学技術力の著しい衰退や基礎研究の凋落などの負の影響の元凶であるという自覚は全くない。もっとも、委員にマスコミ関係者が入っているだけ新型コロナウイルス感染症専門家会議よりは救いがあるが、大学運営をよく知る人物が含まれていないまま財政中心の議論に終始していることは変わりないのである。

閑話休題。2015年の財政制度等審議会財政制度分科会では、向こう15年間にわたって運営費交付金の1%の削減継続が必要との方向性が固まりつつあった。これにはさすがに国立大学協会も黙っておれず、文部科学省と一丸となって阻止運動を展開した。学長の私も仲間と共に、山梨県に関連する11人の国会議員や山梨県知事に陳情に回った。その甲斐あってか、2015年以降の運営費交付金の削減は免れている。

もし、運営費交付金の1%削減が断行されていたら、さらなる人件費削減や給与減額に踏み切らざるを得なかった。多くの地方国立大学は完全に息の根を止められたであろう。この15年余りを経て国立大学の中でもあからさまな貧富の差が生じつつある。次の項では、その現状に目を向けてみよう。

「金」の不足②　貧富の差と財務省

国立大学の貧富の差

国立大学には不文律の序列がある。最高位は言わずもがな、東京大学である。この東京大学を含め、京都大学、東北大学、九州大学、北海道大学、大阪大学、名古屋大学といった歴史ある旧制大学の旧七帝大が最も高い序列にある。次いで旧官立大学と呼ばれるグループであり、11の大学が含まれ、なかでも千葉大学、新潟大学、金沢大学、岡山大学、長崎大学、熊本大学は、旧制六医科大学（通称、旧六）と称されている。その次は、東京医科歯科大学、弘前大学、群馬大学、信州大学、鳥取大学、徳島大学、広島大学、鹿児島大学のグループで新制八医科大学（通称、新八）と称される。神戸大学、岐阜大学、三重大学、山口大学は、旧設公立医科大学（通称、旧設）と称されており、国立大学ではないが、横浜市立大学や名古屋市立大学、札幌医科大学なども同じ旧設に属している。最後に新設医科大学（新設）の秋田大学、旭川医科大学、山形大学、愛媛大学、浜松医科大学、滋賀医科大学、宮崎大学、富山大学、島根大学、佐賀大学、大分大学、高知大学、福井大学、香川大学、琉球大学と、旧官立大学から筑波に移転して開学した筑波大学、そしてわれわれの所属する山梨大学の17大学がある。それぞれの大学の規模に差こそあれ、法律上の国立大学法人としての立ち位置に本来、上下の違いはなく、ここでいう序列はあくまでも不文律である。しかしながら実質的には、歴然とした差異を生じさせている。

図9は、運営費交付金、受託研究（事業）等収益、寄附金収益および補助金等収益について、旧七帝大、旧六、新八、旧設、新設の別でグラフに示したものである。それぞれの大学数（順に7、6、8、17）と違いがあるにもかかわらず、旧七帝大が圧倒的に高い割合を占めているのがおわかりいただけるだろう。運営費交付金の削減の影響は、すべての国立大学に共通する問題ではあるが、独法化されて各大学が多様な収入源を持つことを求められている中で、国立大学の間でも財政力に相当な差が生じているのが現実である。

運営費交付金は、独法化初年度の２００４年から減少する一方で、国からの支出総額自体は増えている。運営費交付金の減少を補塡しているのが、補助金などの収入と、自己収入である。補助金などの収入の内訳は、「大学改革等推進等補助金」「研究拠点形成費補助金」等の機関補助と「科学研究費補助金」の研究者個人に対する補助だ。また、自己収入が増加したのは、寄附金と産学連携等研究収入の貢献が大きい。いずれも安定的・持続的な性格の資金ではなく、獲得額には偏りが生じる。旧七帝大が資金力の点で勝るのは先に

図9　運営費交付金などの比較

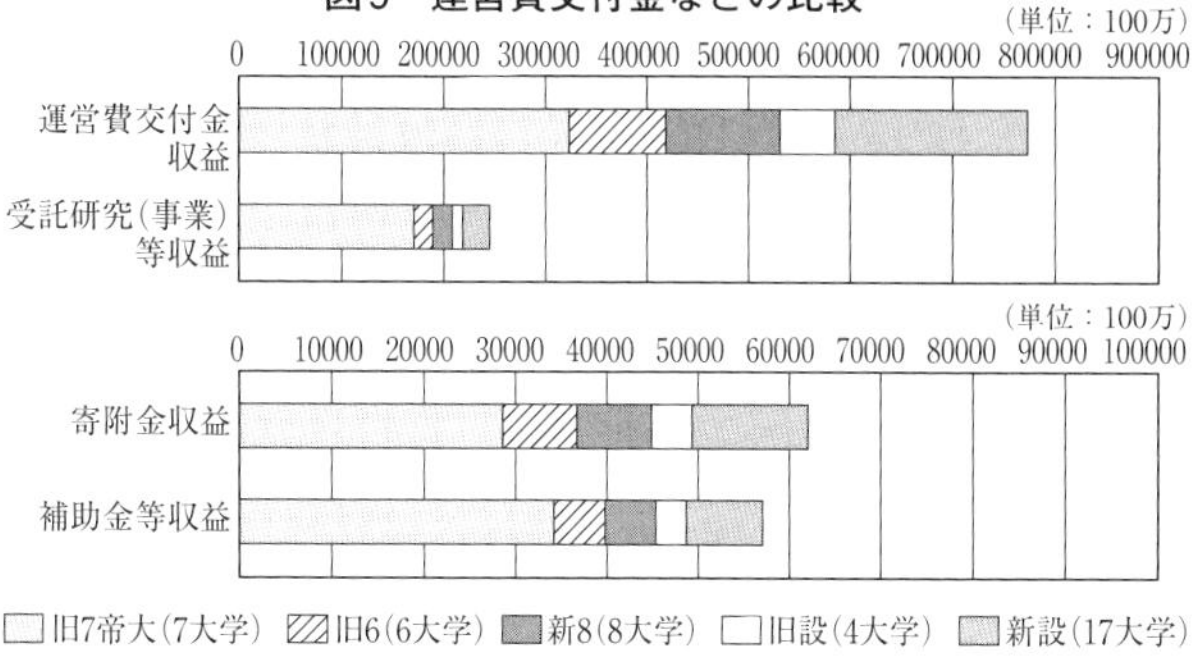

図10　医学部を持つ国立大学の運営費交付金収益(2018年度・単位百万円)

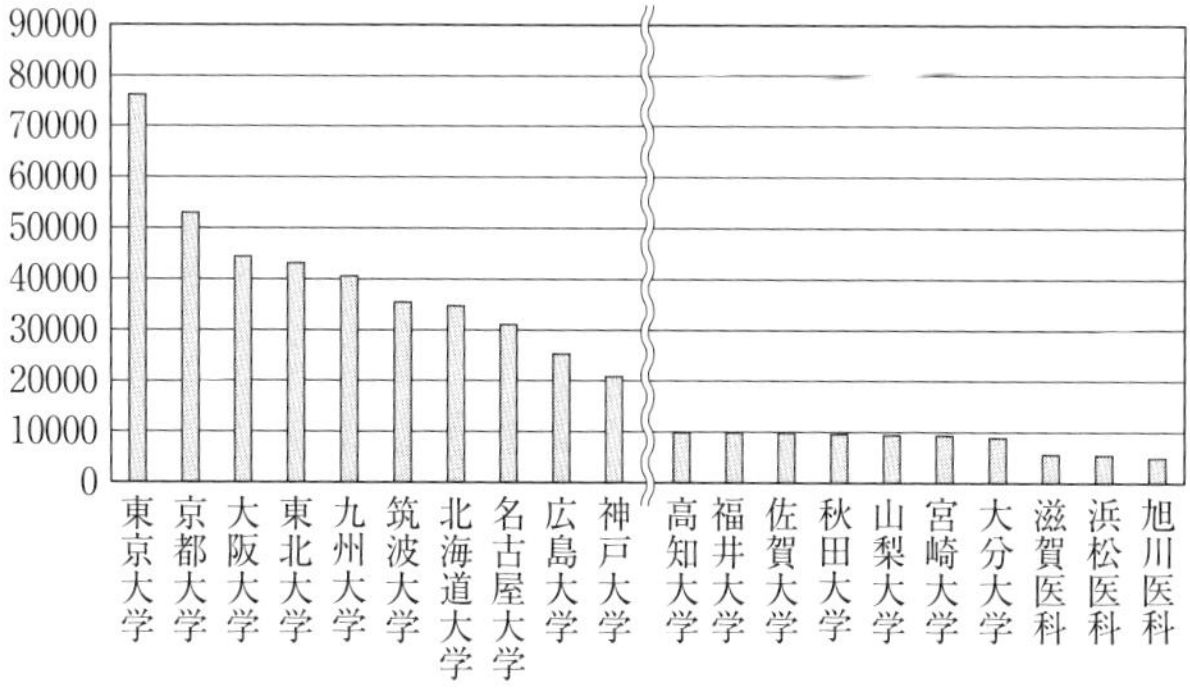

各大学が公表する2018年度の財務諸表からデータを取得し著者らが作成

示した通りであり、運営費交付金だけでなく、寄附金や産学連携等研究収入でも資金力の差がますます拡大することにつながっている。

こうした格差は、あらかじめ意図されたもので、2001年6月に公表された「大学（国立大学）の構造改革の方針」いわゆる「遠山プラン」は、資金の重点配分や国立大学の数の大幅な削減を目指すことが謳われていた。遠山プランが公表された背景には、当時の小泉政権が国立大学の民営化も視野に入れていたことがあるとされている。[*11] 民営化の流れを食い止めるためであった可能性は否定できないとしても、結果として旧文部省キャリアの遠山氏の手によって、現在に至る国立大学の貧富の差が競争に基づかないアプリオリに決定づけられてしまったといっても過言ではあるまい。

近年はますます、国立大学間の序列化がエスカレートしている。2016年には「3つの重点支援の枠組み」がスタートし、地域のニーズに応える人材育成・研究を推進（重点支援①と呼ぶ、55大学）、分野ごとの優れた教育研究拠点やネットワークの形成を推進（重点支援②と呼ぶ、15大学）、世界トップ大学と伍して卓越した教育研究を推進（重点支援③と呼ぶ、16大学）という三つの区分を設けて、各大学の強みや特色に基づいて機能強化が図られた。もうおわかりだろうが、旧七帝大はすべて重点支援③に含まれ、新設大学は一つもない。もっとも筑波大学は、医学部に関しては新設であるが、もともとは、旧官立大学である東京教育大学が前身である点で他の新設とは全く異なる。重点支援②の中で医学部を持つ大学は東京医科歯科大学しかなく、残りはすべて重点支援①である。遠山プランが目指す「国立大学の数の大幅な削減を目指す」がどこをターゲットにしているかは言うまでもない。さらに２０１７年からは、指定国立大学法人の制度が並行して開始された。これは、世界最高水準の教育研究活動の展開が相当程度見込まれる法人を指定するもので、出資対象が広がるなどの資産運用の緩和や、国際的な人材確保に向けた給与水準の設定などの優遇が受けられる。現在までに7大学指定されているうち、医学部を持つ5大学はすべて旧七帝大（あとの2大学は東京工業大学と一橋大学）である。また、令和元年度に新たに筑波大学、東京医科歯科大学、九州大学の3大学が名乗りを上げており、仮に指定されれば、北海道大学以外の旧七帝大が結局のところ、最も有利な条件の下での大学運営が可能となる。

そのほか、国際水準の臨床研究や治験の推進を目指した厚生労働省の「臨床研究中核病院」の制度や、基礎研究の成果を臨床現場での実用を効率的に推進する文部科学省の「橋渡し研究支援拠点」の制度などは、いずれも旧七帝大が含まれ、臨床研究中核病院の13病院と、橋渡し研究拠点の10ヵ所に新設の国立大学は含まれていない。辛うじて、旭川医科大学が、北海道大学の橋渡し研究拠点の分担機関に含まれているだけだ。

こうなると、新設の地方国立大学はじり貧である。運営費交付金が手厚く配分されている国立大学に、より有利な条件を付与して差別化を推進することは、地方国立大学の改善や向上よりも、むしろ、その淘汰を狙っているとしか思えない。なぜならば、指定国立大学法人に課される「研究力」、「社会との連携」、「国際協働」の三つの領域において、すでに国内最高水準に位置しているという条件自体が、恵まれた条件下でしか実現しえないからだ。劣悪な環境からいいものは育たない。貧困が健康を害するように、大学の貧困は知の衰退を来す。2004年以降、国立大学の法人化とそれに伴う運営費交付金の削減によって、若手を中心とした人材登用が困難になり、研究機器や設備の修繕にも窮していることを指摘する声は枚挙に暇がない。国立大学の法人化に国庫支出の削減を抱き合わせたことは、他の知識人も指摘する通り明らかに失敗だった。*12、13 10年前までの日本の科学技術力の発展は、ある意味、地方大学を含めて大学が公平な競争環境の中、切磋琢磨してきたことに支えられてきた。しかし競争ではなく、定められた序例により大学を選別するという愚挙により、大学が潰されつつあるのが現状である。

科学技術費を軽視する財務省

もっとも、これは所管する文部科学省だけの問題ではない。むしろ文部科学省自体は、より「大きな力」に脅かされつつも、柔軟にかわしながらなんとか学問の府を維持しようとしている努力の跡がある。例えば、運営費交付金の傾斜配分については、激変が生じないよう、評価に基づく査定率をおおよそ90～110％の範囲にとどめ、また、傾斜配分の対象となる額も、年々増加はしているものの、全体からするとわずかな範囲にとどめている。見方によっては、膨大な手間をかけて評価を行いながら、大きな額の差にならない状況を生んでいるともとれるため、批判する声もあるが、これは相反する声の両立のための苦肉の策ともとれる。すなわち、文部科学省が脅かされる「大きな力」とは財務省であり、その対極に立つのは、われわれ、地方国立大学を中心とした大学人である。

財務省は、文部科学省を徹底的にたたいてきた。一例を挙げれば、財務省で2019年11月1日に開催された財政制度分科会で提出された「文教・科学技術」に関する資料がある。この中で財務省は、文部科学省の主張をことごとく批判している。例えば、「日本の科学技術関係予算は主要先進国に比べて伸びていない」という文部科学省側の主張に対して、「**対GDP比で見れば、主要先進国と比べて遜色ない水準**で推移（太字は原文ママ、以下同）」と財務省は真っ向から反論している。これをみれば、「そうか、対GDP比では十分な科学技術関係予算が支出されているんだな」と誰もが感じるだろう。しかしよく考えて欲しい、この間の日本のGDPがどう推移しているのかを。2000年から2018年までの主要5ヵ国の名目GDPのうち、最もGDPが伸びていないのが日本で、科学技術予算の対GDP比が下がる英国や米国は、科学技術予算の伸びよりもGDPの伸びが上回っていた。フランスと日本は、科学技術関係予算の伸びが鈍い点で一致しているが、対GDP比ではフランスの低下傾向が著しい。これは、相対的な関係なので、単にGDPがその分伸びたことを示しているにすぎない。GDPという指標を持ち出して、煙に巻くような主張をしているが、はっきりと言えるのは、「**日本の科学技術予算は、2000年以降、顕著な増加がみられるドイツ、米国、イギリスに対して、2017年頃までほぼ横ばいであり、フランスと同様に低い伸び率で抑えられてきた**」という動かせない事実だ。なかでもドイツは顕著な伸びをみせて、対GDP比でも日本を抜き去った。この意味は、GDPの成長を超えて、科学技術予算に投資をしていることにほかならない。科学技術立国を目指していた日本は、まさにドイツのようにあるべきではなかったのか。日本も2018年から科学技術予算を増やしたが、対GDP比でみれば、同時期から低下傾向、すなわち、経済成長よりも低いレベルでしか科学技術予算を伸ばしていないのが実情である。いかに財務省が科学技術予算を軽視しているのか、おわかりいただけるだろう。財務省の資料はずっとこの調子で、低い伸び率で抑えてきた科学技術予算に関する財政政策を正当化する図表のオンパレードである。2000年頃と変わらない日本の予算規模と、2018年までに大幅に伸ばしてきたドイツの規模が同じだということは、日本のかつての科学技術予算が充実していたことを意味するだけで、「**主要先進国と遜色ないレベルまで相対的に低下した**」ことを示しているにすぎない。かつての国際競争力を保つには、米国には到底かなわないとしても、他の主要先進国よりも抜きんでて高い科学技術予算の「絶対水準」がなければならなかったのではないか。財務省の大失敗は、科学技術予算をかつての水準に留め置いたことで、日本が秀でていた科学技術立国の基盤を徹底的に棄損し、すでに再起不能に近い形まで痛めつけたことにほかならない。

これに対して、私はさまざまな機会を通じて運営費交付金の増額を主張してきた。一例を挙げれば、「日本経済新聞」（2017年4月3日付）の教育欄で財務省の削減方針は誤りだ、と強く主張した。また、国立大学協会でも会員に対し、財務省との闘いを提起してきたが、空振りで終わってしまっている。

運営費交付金のトリックもみてみよう。図11は、運営費交付金の配分推移を国立大学が独法化された2004年と、直近の2018年を比較した財務省が公表した図を基にして作成したものだ。この図には教員数も併せて掲載されており、このことは教員数に応じて配分しているから、旧七帝大を特別優遇していない、との財務省の意図が隠れているように思えてならない。しかし待って欲しい。教員数がもともと多いことが前提とされている

図11　主な国立大の運営費交付金配分額と常勤教員数の比較

（単位:百万円、人）

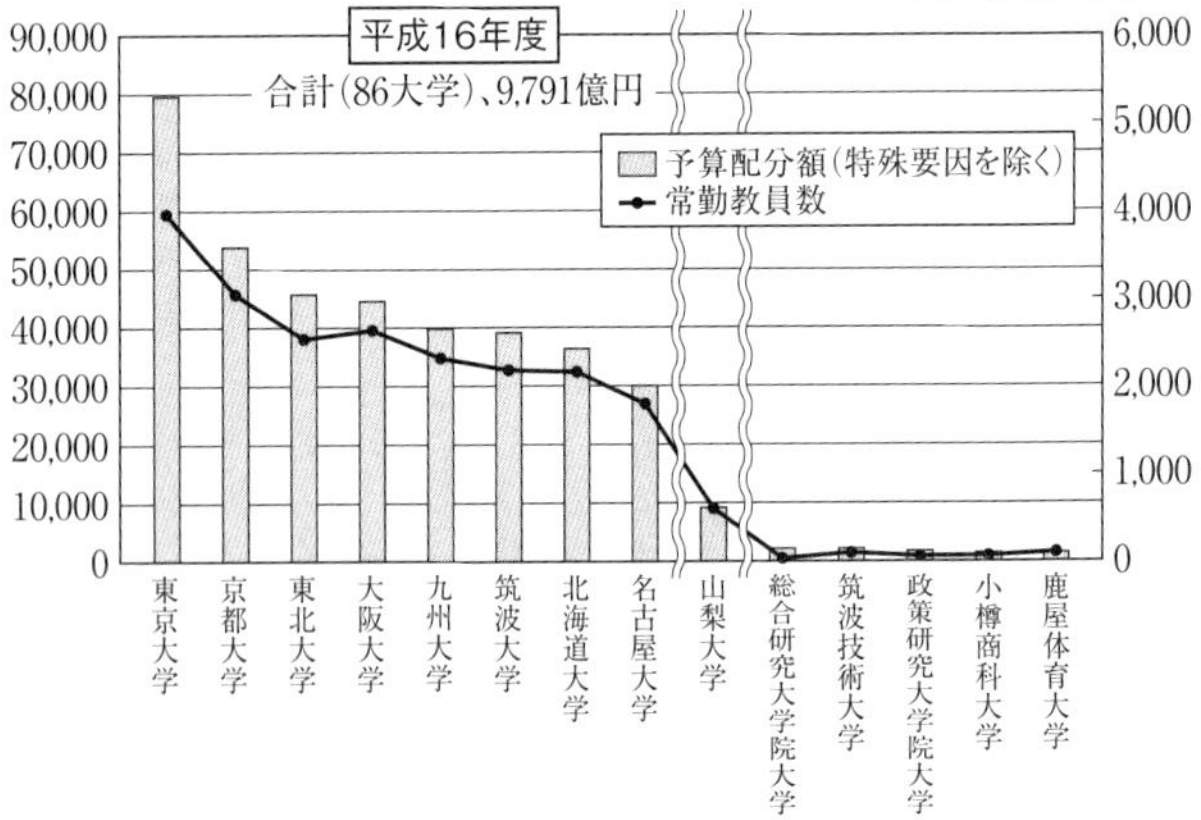

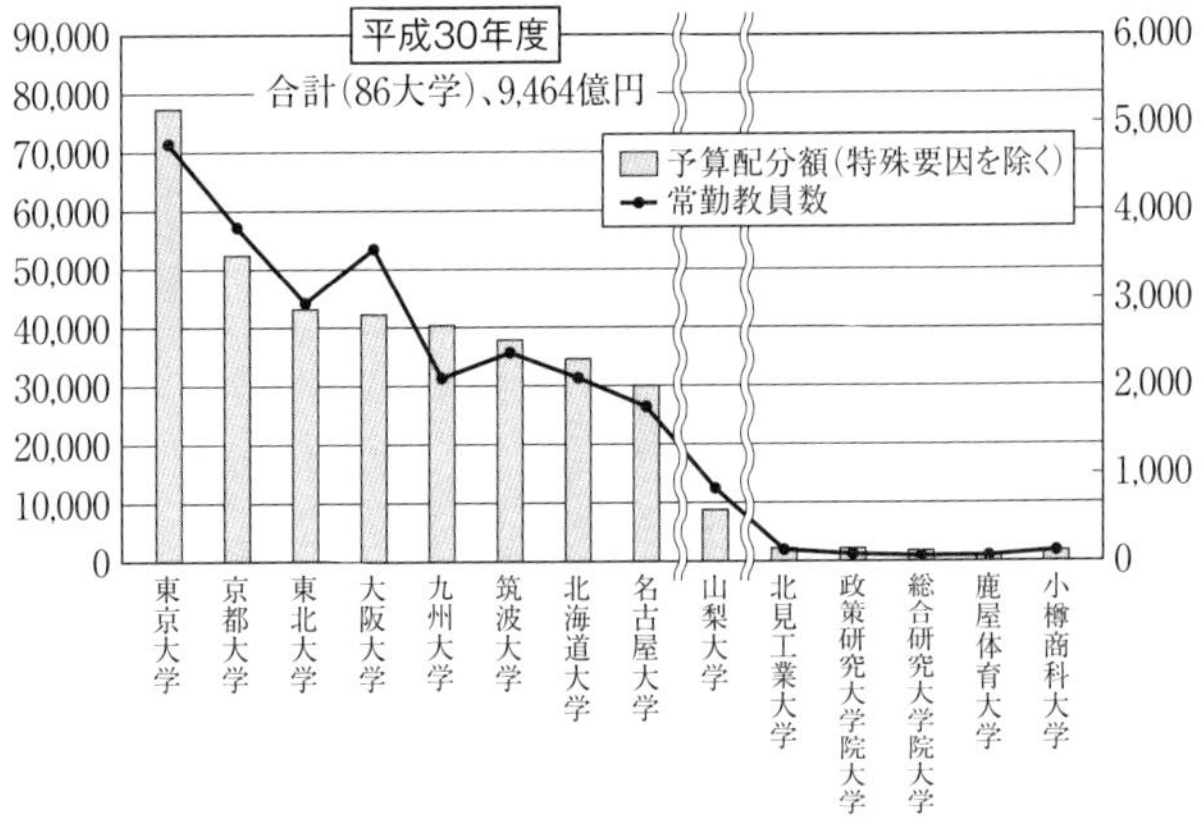

財務省の資料（2019年）に基づき著者らが作成

（注）国立大運営費交付金配分額は附属病院の赤字補填と退職手当を除いた計数

が、それ自体が優遇ではないのか。指定国立大学法人の条件である「研究力」、「社会との連携」、「国際協働」は、いずれも教員数が多いほうが有利に決まっている。教員数が多い旧七帝大を無条件で優遇し、資金を配分している図をもって、フェアだと言わんばかりの示し方はあまりにひどい。先にも述べた通り、独法化後の国からの支出総額が増加していることが繰り返し強調されるが、国立大学間の資金獲得力の差を無視して、支出総額が増えたと声高に自慢されても、その配分に与っていない地方の国立大学からすれば、絵に描いた餅にすぎない。もう一度図11を見てほしい。教員数の差は歴然である。これだけの体力差があるにもかかわらず、同じ土俵で評価を続けてきたこと自体が不公平としか言いようがない。他方、２０１６年以降、重点支援の枠組みを設けて、それぞれの大学の特性別に評価を試みていることは、国立大学間にある体力差を前提とした点では評価に値する。

地方の国立大学は、地方の知の拠点、学問の府としての存在意義を改めて問われている。これまでみてきたように、日本がかつての経済的輝きを失う中で、２０００年代初めからの国の方針では、地方の国立大学はまさに淘汰の対象である。地方創生が声高に叫ばれているが、実際には、地方の国立大学は切り捨ての憂き目を目前にしている危篤状態だ。このままで本当にいいのか。今こそ、来る日本の将来のために立ち上がらなくてはならないのではないか。アカデミズムの力を地方で暮らす次世代の活力にしていかなければならない。国立大学の貧富の差が顕著になる中で、歩を進めるのは容易ではないが、地方のアカデミズムをこのまま財務省につぶされるわけには絶対にいかない。地方の国立大学は、地域と日本の未来のためにどうあるべきなのか、今回の新型コロナウイルス感染症の猛威とその中での闘いも踏まえて、次の章では山梨大学での事例をとり上げながら今後のあり方を示していこうと思う。

第3章　山梨大学の模索

地方の国立大学を守るための闘い

２０２０年７月、新型コロナウイルス感染症の患者は全国的に再び増加のトレンドに転じた。２月から新型コロナウイルス感染症の患者受け入れに奔走していた山梨大病院も、６月中旬以降、つかの間の平穏を取り戻していたが、山梨県内の患者も増加に転じた今、再び緊張感に包まれつつある。

県内唯一の特定機能病院として、高度・先進医療の提供と、医学生、看護学生など学生教育の役割も担う山梨大病院は、県内における新型コロナウイルス感染症の対応に関しても先頭を担う意気込みを持って取り組みを続けてきた。第１章でも述べたように、山梨大病院は感染症指定医療機関ではない。設備や人員体制も十分でない中、新型コロナウイルス感染症との闘いに臨む態勢を整えてきたのは、地方の国立大学としての自らの使命を考えたからにほかならない。

地方の国立大学は、財務省を中心とした経済界からその存在意義を問われ続け、第２章で詳しく示した通り、危機的状態にある。地方の国立大学の存在意義とは何なのか。少子高齢化や相次ぐ災害、国の財政状況のさらなる悪化など、多くの困難を抱える日本の未来のために一体、どうあるべきなのか。第３章では、地方の国立大学と大学病院の存在意義を踏まえながら、山梨大学の取り組みと考えについて示していこうと思う。

国内初の国立・公立による連携「一般社団法人大学アライアンスやまなし」

地方の国立大学は、存亡の危機に瀕している。第2章で紹介した、2001年に公表された「大学（国立大学）の構造改革の方針」いわゆる「遠山プラン」の中では、国立大学に対する資金の重点配分と共に、国立大学の数の大幅な削減の方針が示されていた。実際に2002年度から2007年にかけて、山梨大学を含む14組の国立大学が統合を果たしたが、その後の進捗は思わしくなく、2018年5月に自民党教育再生実行本部から出された「第十次提言」抜粋の中では、「今後目指すべき高等教育の役割分担と規模」の項目として、「国立大学の規模については、各大学が自ら適正な規模のあり方を機動的に見直していくのみならず、政府としても適正規模の検討を行うとともに連携・統合を促していくべき」と明確に述べられている。また、2019年6月に文部科学省が示した「国立大学改革方針」の中でも、「各大学が自律的な経営体として」、「各大学の規模の在り方等について、徹底して議論し、適正な規模を設定する」ことや、「他大学との連携・集約」を進めていくことが謳われている。

知の拠点としての大学の機能を強化し、経営効率を高めていく上で、連携・統合を通じて規模を拡大することは、一定の意義を有している。他方、いたずらに規模拡大を推進することは、特に経営体力に劣る地方国立大学の一方的な併合・淘汰を招来し、地方のアカデミズムの灯を効率化という一点のみで損なわせることにもつながりかねない。第1章において、新型コロナウイルス感染症への対応を通じて示したように、地域に根差した大学病院の存在は、未曽有の感染症から国民の命を守り抜いていく上で欠かすことができない。また、大学の附属病院である大学病院の収益は、地方の国立大学の経営を支える屋台骨としての役割も担っている。大学病院は、地域のアカデミズムの灯を守り抜いていくために不可欠な重要な役割を担っており、大学自体の規模拡大だけを狙った連携・統合は、大学病院の経営の自律を脅かし、ひいては大学全体の自律性を脅かす可能性が危惧される。

したがって、2016年から開始されている「3つの重点支援の枠組み」による国立大学の機能強化、すなわち、地域のニーズに応える人材育成・研究を推進（重点支援①）、分野ごとの優れた教育研究拠点やネットワークの形成を推進（重点支援②）、世界トップ大学と伍して卓越した教育研究を推進（重点支援③）の区分をまたぐ連携・統合にあたっては、地域性を重視して進めていくことが不可欠だ。

このように国立大学の連携・統合が国立大学改革の大きなテーマとなる中で、国立大学の一法人複数制度が2020年4月1日から開始された。公立大学法人や学校法人では、以前から複数大学の設置が制度上可能であったが、これを国立大学に解禁し、国立大学間の連携・統合を促進しようとするものである。制度開始と同時に、国立大学法人東海国立大学機構が設置され、国立大学法人名古屋大学と国立大学法人岐阜大学が一法人の下で手を結んだ。この二つの大学は都道府県をまたいでいるものの、同じ地域経済圏の中にあり、地理的な近接性にも優れている。また、期待される大学の機能からみても、名古屋大学は先に挙げた「3つの重点支援の枠組み」の重点支援③の世界最高水準の教育研究活動が見込まれており、一方の岐阜大学は、重点支援①の地域に根差した教育研究活動が見込まれ、相互補完的な機能充実が展望できる。東海国立大学機構は、「国際的な競争力向上と地域創生への貢献を両輪とした発展」というビジョンを掲げているが、地域性にも配慮された望ましい形での統合が実現したと評価できるが、その評価は今後の教育・研究の発展如何にかかっている。

この他、静岡大学と浜松医科大学、奈良教育大学と奈良女子大学、小樽商科大学、帯広畜産大学、北見工業大学の間でも検討が進んでいる。いずれも同一の都道府県内にある大学ではあるが、静岡県を例にとれば、東西に150㎞余の細長い地理的特徴を有しており、各々の大学の経済・文化圏も異なることから、東海国立大学機構のような連携・統合が成功するか否かは両大学の双肩にかかっている。また、北海道の3大学も、広大な北海道の中で、トライアングルのような位置関係にあり、行き来するだけでも1日がかりであろう。期せずして新型コロナウイルス感染症の影響で世は電子化が急速に進行しつつあり、技術革新によってこれらの距離的障害がクリアできるかどうかが連携・統合の成否を決めるとみられる。

こうした国立大学同士の連携・合併に対して、山梨大学は異なる戦略をとることにした。それが、国立と公立の大学の枠組みを超えた「一般社団法人大学アライアンスやまなし」の設立である。国立大学同士の連携・統合だけでなく、国公私立の枠組みを超えて大学が連携・統合することは、国も推進している方針であるが、われわれ山梨大学と山梨県立大学の連携が国内初である。「一般社団法人大学アライアンスやまなし」は、教育・研究に関するさまざまな連携事業を通じて、地域を支える人材育成やイノベーションの進展に寄与し、地域の発展に資することを目的として設立されている。具体的には、大学相互間の連携推進として、教育、人材育成、研究と運営に関わる各種事業を有機的に連携させて、資源の有効活用と円滑な実施に向けた仕組みの構築を目指している。

国立と公立という法人の壁を乗り越えるためには、大胆なリーダーシップと、しっかりとした連携基盤をつくる話し合いが不可欠である。山梨県立大学の理事長兼学長の清水一彦氏と学長である私の間の信頼関係が、連携実現のためのスタートラインに立てた大きな

図1　「一般社団法人大学アライアンスやまなし」のスキーム

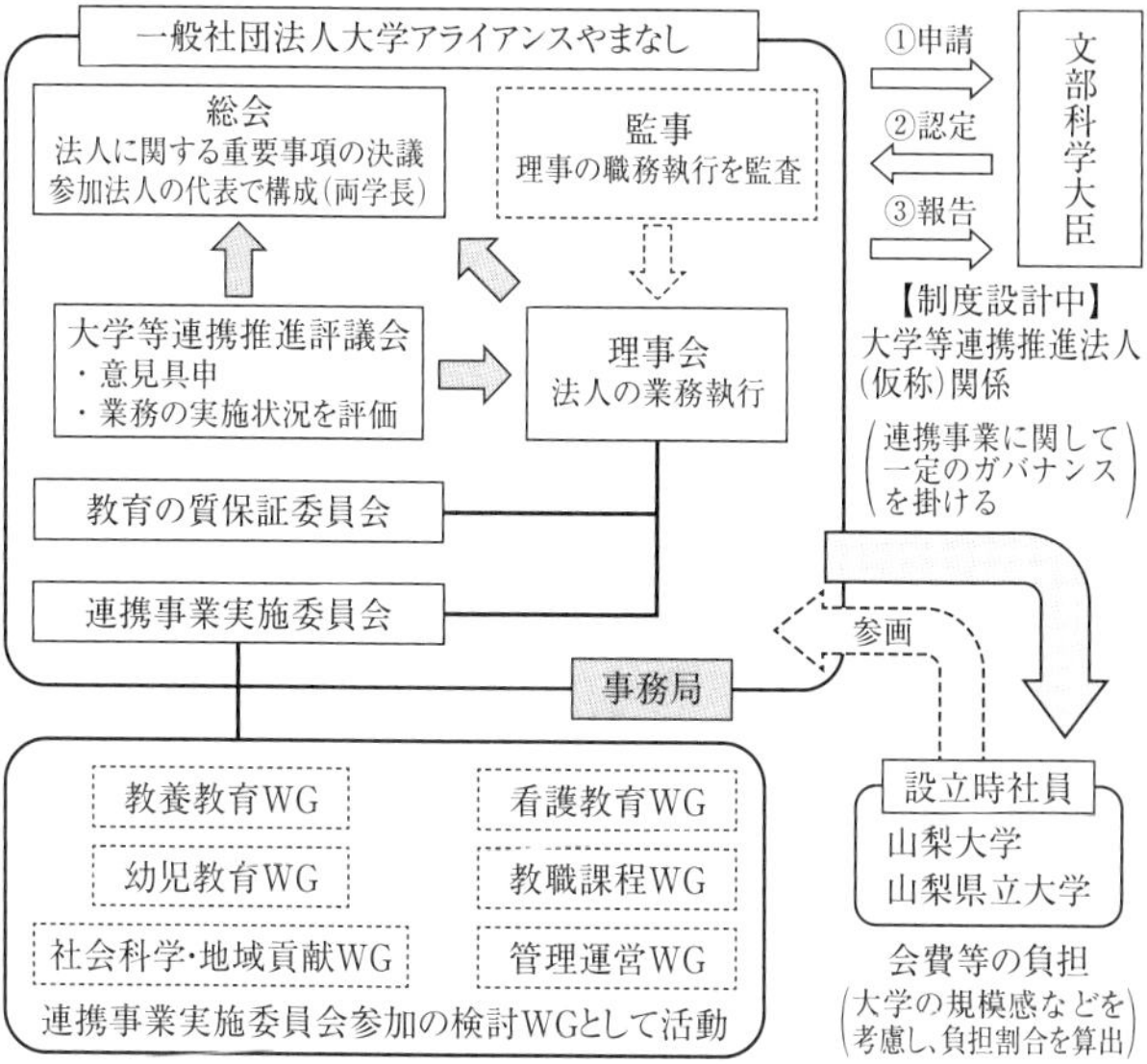

要素になったと考えている。さらに、山梨県知事の長崎幸太郎氏が加わって、山梨県の中での強力なタッグが実現した。地域に根付くアカデミズムの灯を守り抜いていくためには、地域の中の利害を超えて、こうした協力体制をますます強固なものにしていくことが求められている。一方で、それぞれの組織の自律性を大切にしていく必要がある。そのため、山梨県のモデルでは、アライアンスという緩やかな連携を中核に置くことで、それぞれの個性が発揮できるように配慮をしている。今後は、国も推進している大学などの連携推進

法人への移行を模索しているところであり、国による制度の開始が待たれる。

こうした同一地域内での法人の壁を越えた連携が、生き残りをかけたわれわれ地方国立大学にとっての未来の姿に関する一つの答えである。

地域発の産学協創エコシステムの構築で財源確保

第2章では、国立大学の財務が非常に厳しい状況を紹介した。山梨大学でも、2004年度には、106億円余あった運営費交付金が、2013年には89億円余まで減少し、その後わずかに増加に転じたものの、2018年度は95億円と、ピーク時から11億円余、率にして10%ほど減少した。この間、人事面でいえば、定員管理方式から、戦略的・機動的な教員配置も可能となる人件費を重視した管理方式（採用ポイント制）を2018年度から導入するなど経営効率化の努力を続けているが、苦しい台所事情には変わりない。

独法化以降、各大学の自助努力としての競争的資金の獲得が求められており、山梨大学としても、他大学との連携による外部資金獲得に努めている。ところで、大学の外部資金を獲得するには大きく二つの方法があり、研究者個人に対する研究費として支給されるもの（科学研究費補助金など）と、大学法人に対して支給されるもの（共同研究費や受託研究費）がある。日本の研究費は、政府の研究資金に負う割合が諸外国よりも高く、民間企業

表１　大学運営にかかわる資金

自己資金	運営交付金	経常的な研究費	
		重点的／競争的に配分する研究費	
	寄付金収入		
外部資金	政府の研究資金	競争的研究資金	科学研究費補助金（グラント）
			受託研究費
		非競争的研究資金	受託研究費
	その他の研究資金	民間企業	受託研究費
			共同研究費
			奨学寄附金
		地方自治体など	
		公益法人（財団など）	

独立行政法人大学改革支援・学位授与機構「国立大学法人経営ハンドブック」を基に作成

からの割合は圧倒的に少ない。そのため、公的な資金に頼らざるを得ない現状だ。

そこで山梨大学では、研究者個人の競争的資金獲得のための支援の仕組みとして、研究推進・社会連携機構の中にURA（University Research Administrator，リサーチ・アドミニストレーター）センターを設置し、研究者の研究活動以外の業務負担を軽減し、研究支援体制の充実を図って、外部資金の獲得につなげる一連の流れを大学として支援している。

一方、大学法人としても競争的資金の獲得に乗り出す必要があり、２０１９年には、内閣府の「国立大学イノベーション創出環境強化事業」に応募した。これは、イノベーションを通じてわが国が持続的に成長するために、科学技術イノベーションの中核的な実行主体である国立大学の機能の強化を目的とする事業だ。大学などが産学官を交えた知識集約型産業の中核となるイノベーション・エコシステムを構築し、産学官連携の促進や、それを通じた財源の多様化、経営基盤の強化に取り組む。国は国立大学の外部資金獲得実績などに応じたインセンティブとなる資金を配分するという事業だ。この事業により、国立大学における民間企業との共同研究の適切な間接経費の確保や、寄附金などの多様な民間資金獲得の推進が期待される。

山梨大学は、重点支援①（208頁でも触れた国立大学法人運営費交付金の重点支援枠）の枠に申し込み、学長の私はヒアリングで民間資金獲得額増加に向けた計画の妥当性と具体性、実現可能性をアピールすべく、「イノベーション創出強化本部」と「民間資金計画委員会」を新設し、学内の資源をビジネスとして成立させるため、企画・立案・交渉・契約などを総括する事業開発支援チームを立ち上げることを高らかに宣言した。その上で、「1共同研究、2受託研究、3寄附金獲得体制強化、4研究支援等体制強化、5資産活用」の5つの民間資金獲得増加策を展開することで、民間資金の好循環を形成し、地域発・産学協創エコシステムを構築することを審査・評価委員会の委員にプレゼンテーションした。

これにより、地方の総合大学として唯一、採択を受け、初年度2億円、2年目に1億円と、2年間で3億円もの競争的資金の獲得に成功した。なお寄附金については2015年大村智特別栄誉教授のノーベル賞生理学・医学賞受賞に際し募金をつくり、3億84万円の

表２　2019年度「国立大学イノベーション創出環境強化事業」審査結果

審査区分	順位	大学名	初年度配分額
重点支援①の大学（地域貢献型大学）対象大学（55大学）	**1**	**山梨大学**	**2億円**
	2	名古屋工業大学	1億円
重点支援②の大学（教育研究型大学）対象大学（15大学）	1	東京医科歯科大学	3億円
重点支援③の大学（卓越した教育研究型大学）対象大学（16大学）	1	千葉大学	4億円
	2	東京工業大学	5億円

寄附金を集め、大村智記念学術館を開館し、同時に修学基金による奨学金の授与も開始した。

運営費交付金は、大学の研究教育活動を安定的かつ持続的に行う上で不可欠だ。地方のアカデミズムの灯を守り抜くために、まずは運営費交付金の確保が必要である。一方で、２００４年の国立大学の独法化以降の動きに適応して、地方大学としての生き残りを図ることも同時に求められる。「国立大学イノベーション創出環境強化事業」を通じて、山梨大学は地方大学のモデルケースの一つになることを確信している。

「ワイン学科」で地元×アカデミズムの価値共創

山梨県は国産ワイン発祥の地で、明治初期に勝沼の２人の青年がフランスで学んだワイン醸造技術を地元に広めて以降発展し、現在では国内の約２割のワインを生産するわが国有数の産地となっている。本県特産で日本固有のブドウ種「甲州」でつくられた甲州ワインは品質が高く、海外からも注目を集めており、1万5000点以上がエントリーする世界最大級の国際ワインコンクールで、山梨県の中央葡萄酒が製造したワインが2年連続の金賞を受賞している。またルミエールワイナリーのワインも毎年数々の賞を受賞している。2013年7月には、「山梨」が、国税庁から原産地名を保護する「地理的表示」としてワイン産地では初めての指定を受け、山梨ワインのさらなる発展を目的に2019年8月7日、長崎幸太郎山梨県知事は、「ワイン県」宣言を行った。

今や世界的価値を有する山梨のワインであるが、山梨大学も研究機関としてその発展に貢献している。山梨大学とワインとの関係は古く、前身の山梨工業専門学校までさかのぼる。戦後間もない昭和22(1947)年、当時の大蔵大臣だった石橋湛山(のちに内閣総理大臣)の音頭で、山梨工業専門学校応用化学科の中に「醱酵研究所」が誕生した。研究所は、山梨県の特産ブドウを原料としたブドウ酒の改良と、ブドウ酒以外の果実酒全般の研究および関係各種酒類の研究を進め、優良品を海外輸出に発展させ、わが国の復興の一助とすることが目的であった。話は脱線するが、第二次世界大戦後の傷が癒えないこの時期に将来を展望して設けられた研究所が、今の山梨大学の輝きの一つとなっていることは感慨深い。その後、昭和24(1949)年の山梨大学設立に伴い、大学附属の研究機関として引き継がれ、昭和25（１９５０）年、学制改革によって山梨大学工学部附属発酵化学研究施設と改称、２０００年度からは、ワイン科学研究センターとして再発足し、わが国のワイン産業の発展に伴って、現在は世界的視野に立った先端的な細胞工学、あるいは遺伝子工学技術を駆使した基盤研究から、最新のブドウ栽培やワイン醸造の実用研究までを包括する研究センターになっている。ちなみに２０１５年にノーベル生理学・医学賞を受賞した大村智先生は本学教育学部の出身で、当時は工学部発酵生産学科の助手として過ごされた。

ワイン産業が盛んなフランス、イタリア、米国、オーストラリアなどでは、「ワイン科学学部」や「ワイン科学学科」も設立されているが、日本では山梨大学の「生命環境学部地域食物科学科ワイン科学特別コース」だけである。ワイン科学特別コースの学生は、地域食物科学科の講義を受講して、果樹・野菜の栽培および食品製造に関する幅広い知識を修得している。さらに、学部1年生からブドウやワインに関する専門の講義を通して最先端の知識と技術を学び、ブドウ栽培実習、ワイン製造科学実習、山梨県内のワイナリーでブドウ栽培やワイン醸造の現場を体験するインターンシップなどの実習を交えて、実践に即した応用力を養うことを目指している。

山梨大学のこれらの取り組みは、文部科学省の「国立大学における特色ある学部等設置

表3　国立大学における特色ある学部等の設置状況

弘前大学　農学生命科学部（平成28年）
地域の諸課題を解決し、りんごなどの地域農産物の加工や輸出を促進する人材を育成
秋田大学　国際資源学部（平成26年）
新たな資源技術と将来の資源・エネルギー戦略の発展・革新を担うグローバル人材を育成
宇都宮大学　地域デザイン科学部（平成28年）
社会制度、まちづくり、防災・減災などの重層的・複合的な地域課題に対応できる人材を育成
信州大学　経法学部（平成28年）
県内初の法学士を養成し、若者の他県流出に歯止めをかけ、地域の経済・法律の課題解決に対して応用的・実践的に予防・解決できる人材を育成
山梨大学　生命環境学部（平成24年）
果樹栽培やワイン産業など地域産業の特性をふまえ、持続的な食料生産と供給を担う幅広い視野を有した人材を育成
徳島大学　生物資源産業学部（平成28年）
ヘルス・フード・アグリとバイオを融合した生物資源を活用した6次産業化および産業創出人材を育成
高知大学　地域協働学部（平成27年）
地域の行政・産業の課題解決のため、協働を通じて産業振興や地域活性化を担う人材を育成
山口大学　国際総合科学部（平成27年）
国際社会および科学技術に関する複眼的・総合的な諸問題の調整・解決に貢献する人材を育成
長崎大学　多文化社会学部（平成26年）
政治・経済、文化、社会活動分野などで存在感をもって国際的に活躍できる人文社会科学系グローバル人材を育成
大分大学　福祉健康科学部（平成28年）
医療と福祉を融合し、「地域包括ケア」を実践できる高度な専門性を有したマネジメント力を有したリーダーを育成
宮崎大学　地域資源創成学部（平成28年）
地域資源に新たな価値を創成し、成長産業の振興と地域活性化を図るため、畜産・農業・観光などの地域資源マネジメント人材を育成

文部科学省の資料を基に作成

の状況」にもとり上げられており、地元に根差した山梨大学の大きな特色の一つである。第2章で若手の医師の大都市への流失をとり上げたが、これは、地方の就学・就業環境にも一因がある。その打開策の一つが、地方国立大学の活用であり、振興である。2017年12月8日に行われた「地方大学の振興及び若者雇用等に関する有識者会議」がまとめた最終報告の中では、地方創生に資する大学改革の方向性として、次の4点が示されている。

①地方創生に貢献する学長のリーダーシップなどのガバナンスの強化
②地方公共団体と連携して、地域の中での地方大学の役割・位置づけを明確化し、地域の産業構造・就業動向等を踏まえた産官学連携の強力な推進
③産業構造の転換に伴う地場産業の振興や地方創生に資する社会人の学び直しなどに向けたリカレント教育機能の拡充
④地域のシンクタンクとしての機能

山梨大学のワイン科学特別コースは、先に述べた通り、昭和22（1947）年にその萌芽がある。経済最優先の風潮の下、功利主義的な政策が横行しているきらいがあるが、地方国立大学は、中長期的な視点を堅持して、これからの日本を支える地方を創生していく役割が求められている。このことは、われわれ自身も自戒の念を込めて真剣に考えていか

なければならない。

２００８年頃から始まった日本の人口減少は、少子高齢化により継続的に進む。人口減少と並行して進む東京一極集中を是正すべく、官邸主導で地方創生が進められており、２０２０年7月17日には「まち・ひと・しごと創生基本方針２０２０」が閣議決定された。基本方針では、魅力的な地方大学の実現が謳われ、「ＳＴＥＡＭ人材等の育成等に必要な地方国立大学の定員増も含めた大胆な改革」が掲げられている。ＳＴＥＡＭ人材とは、Science（科学）、Technology（テクノロジー）、Engineering（工学）、Art（アート）、Mathematics（数学）の頭文字をとった造語であり、情報社会において必要とされる人材に含まれる要素が示されている。地方において、これらの人材育成を担えるのは大学のほかにない。戦後間もない時期にワイン科学を立ち上げた先人を見習い、われわれも次世代に向けた種蒔きを行っていかなければなるまい。そして、地方における知の拠点である地方国立大学をなんとしても守り抜いていかねばならないのだ。

山梨大学には、世界に冠たる研究拠点もある。それが、「山梨大学燃料電池ナノ材料研究センター」だ。２００８年4月にNEDO（国立研究開発法人新エネルギー・産業技術総合開発機構）から受託した大型の燃料電池プロジェクトに端を発し、２０２０年1月には、燃料電池の耐久性を4倍以上に高める世界初の研究成果を公表した。高性能の燃料電池の開発は、科学技術立国を志す日本のあるべき姿そのものである。この輝かしい研究拠点が現在あるのは、山梨大学出身の渡辺政廣教授の力があってこそ、である。この研究センターは1978年に国内外で初めての燃料電池を研究目的にした「燃料電池実験施設」を前身とし、触媒等新材料の開発や人材育成で目覚ましい成果を上げてきた。また、極低温・高真空の宇宙での生命誕生につながる化学反応の長年の研究を通じ、低温トンネル反応を発見し、工業分野への応用が展開しつつある。この2つの分野の先導的研究成果を背景にして、省エネルギーと地球環境問題の解決に貢献することを目的に、大学直属の施設として、燃料電池部門と太陽電池・環境科学部門から構成されるクリーンエネルギーセンターを2001年4月に開設し、渡辺教授がセンター長として牽引してきた。ワイン科学と同様に、長年の積み重ねが現在の山梨大学を形づくっており、山梨大学が掲げる「地域の中核、世界の人材」が、ワイン科学と燃料電池で体現されている。

新型コロナ対応からみえた地方の国立大学と地方自治体の新たな連携

新型コロナウイルス感染症は、6月下旬以降、再び感染者の増加に見舞われている。これまで感染者ゼロが続いていた岩手県でも、7月29日、ついに最初の感染者が報告され、これで、47都道府県のすべてで感染者が報告されることとなった。

山梨大病院でも、6月下旬から入院患者が途絶えていたが、7月27日に新たに2人の受け入れを行い、以後、少しずつ入院患者の増加が続いている。山梨県の感染状況は、9月9日時点で178人が報告されており、全国の増加に合わせて感染者の報告が増えている。

1月末から始まった新型コロナウイルスとの闘いも、半年超が経過した。この間、われわれは、休止病棟の再稼働や、PCR検査体制の拡充など、今までに経験のない規模と速さで対応を迫られてきた。5月のゴールデンウィークに合わせて開始した入院患者の事前PCR検査や、医療者の感染防止対策の徹底など、先手、先手で取り組んできた甲斐があって、幸いにも、これまでは院内感染を発生させることなく経過している。一時は大幅な縮小を迫られていた通常診療も以前のペースを取り戻しつつある。

今回の山梨大学における新型コロナウイルス感染症との闘いの半年間を振り返ると、山梨県との連携が非常に重要な鍵を握っていたと感じている。その背景には、新型コロナウイルス感染症の対応は、都道府県の責務が非常に大きいことが挙げられる。2012年に制定された「新型インフルエンザ等対策特別措置法（以下「特措法」）」は、2009年に流行した新型インフルエンザの対策行動計画の実効性を高めるために必要とされる法整備の一環として制定されたものであるが、本法律の改正法が3月14日から施行され、新型コロナウイルス感染症に対しても適用されている。これにより、新型インフルエンザ等対策

表4　新型インフルエンザなどの対策における医療体制に関する役割分担

分担	未発生期	海外発生期	国内発生早期	国内感染期		小康期	
国	●平時から継続して行うサーベイランス体制の整備 ・患者発生サーベイランス ・ウイルスサーベイランス ・入院サーベイランス ・学校サーベイランス など ・感染症流行予測調査 ・鳥類、豚が保有するインフルエンザウイルスのサーベイランス	●届出基準（症例定義）の通知 ●患者全数の把握の実施を通知 ●学校サーベイランスの強化を通知 ●ウイルスサーベイランスの強化を通知 ●国民の免疫保有状況の調査	●臨床情報の分析 ●迅速診断キットの感度・特異度などの有効性の検証 ●死亡・重症患者の状況の把握	●学校サーベイランスなどの強化の中止を通知	●患者全数把握の中止を通知 ●ウイルスサーベイランスの強化の中止を通知	●再流行の早期探知のため、学校サーベイランスおよびウイルスサーベイランスの強化を通知	●従来の計画を評価、第二波に備える
	●積極的疫学調査に関する都道府県などの職員を対象とした研修などの実施		●発生地における積極的疫学調査の支援（必要に応じて国立感染症研究所の職員の派遣）		●積極疫学調査の支援の中止		
都道府県	●平時から継続して行うサーベイランスの実施 ●地域の実情に応じたサーベイランスの実施（必要に応じて） ●報告機関に対する報告内容・方法などに関する啓発	●患者全数把握の実施 ●学校サーベイランスを強化し実施 ●ウイルスサーベイランスを強化し実施	●死亡・重症患者の状況の報告	●学校サーベイランスおよびウイルスサーベイランスを強化し実施	●患者全数把握を中止（ただし、地域感染期以降についても都道府県などの判断により継続可能） ●ウイルスサーベイランスを平時の体制に戻し実施	●学校サーベイランスなどを平時の体制に戻し実施	
	●積極的疫学調査にかかわる資料などを参考に、職員研修の実施		●積極的疫学調査において、「疑似症患者」「患者（確定例）」および「濃厚接触者」の調査の実施		●積極的疫学調査の中止		
市町村	●国および都道府県の要請にに応じ、適宜協力 ●地域の実情に応じたサーベイランスの実施（必要に応じて）						

1：保健所を設置する市および特別区は都道府県と同様の役割を担う
2：国は各段階で得た情報の収集・分析などをした上で対策立案・情報還元に活用する
3：都道府県などは各段階で得た情報を国に報告すると共に、分析などをした上で情報還元する

厚生労働省のデータを基に作成

政府行動計画と新型インフルエンザ等対策ガイドラインが新型コロナウイルス感染症にも用いられているが、医療体制に関係する国・都道府県・市区町村の役割分担を参照すると（表4）、帰国者・接触者外来の設置・運営や、入院病床をはじめとする医療体制の整備については、都道府県が多くの役割を負っていることがおわかりいただけるだろう。

新型コロナウイルス感染症対応で中心的な役割を果たす山梨県に対して、山梨大病院としても当初から協力を惜しまない態勢で臨んできた。山梨県と山梨大学やその附属病院との連携は、日頃から多方面にわたって行われているが、特に今回のような迅速な対応が求められる危機事態においては、互いの組織のトップがリーダーシップをもって強固な連携を図る必要がある。その点で、今回の山梨県と山梨大学、附属病院との連携は、長崎幸太郎山梨県知事の尽力により、非常に円滑で強固な体制を創り上げることができた。実際、山梨県がクルーズ船「ダイヤモンド・プリンセス号」からの患者受け入れを表明した3日後の2月14日には、長崎知事が山梨大病院に武田正之病院長と学長である私を訪ね、山梨県内での感染患者発生時の患者受け入れにつき協力要請を直接いただいた。武田病院長も私も、快くこれを承諾したが、こういう形で診療協力の要請があったということは、県からの依頼という形で対応の位置づけも明確になり、その後のさまざまな対応も迅速かつ円滑になるため非常に望ましい。長崎知事も多忙な公務の合間をぬって大学病院を訪問し、そのこと自体が並大抵の努力では叶わない。それだけわれわれの力を必要だと考えていることがこちらにも伝わり、大学病院としても県民のために力を尽くそうという思いをより一層強くするのである。

また、大学の強みである専門家の活用も、県との連携がより強靭なものとなる要因として貢献していたと考えている。長崎知事が大学病院を訪問してから約1週間後には、新型コロナウイルス感染症に関する入院調整専門家会議が組織され、山梨大病院からも感染症の専門家として井上修特任教授が参加した。この山梨県の専門家会議は、山梨県内において新型コロナウイルス感染症患者が発生した際に、適切な医療を提供し、患者の重症化予防、早期回復と感染の拡大防止を図るため、医学的知見を踏まえて円滑に最適な医療機関への入院を行えるよう調整する目的で設置されたものであり、知事政策補佐官の藤井充氏と、県立中央病院総合診療科・感染症科部長の三河貴裕氏と山梨大病院の井上特任教授の三名で構成されている。山梨県の公衆衛生と感染症専門家が県の組織としてコンパクトに集結したことで、円滑な情報共有と機動的な活動につながったとみている。

加えて、厚生労働省が都道府県に対して設置を要請した、都道府県調整本部に位置づけられる山梨県の「新型コロナウイルス医療対策本部」に山梨大学のＤＭＡＴ隊のメンバー（災害派遣医療チーム）と看護師を派遣し、県や県内の他の医療機関から参集したメンバーと共に対策業務に関与させた。これらの派遣隊員は、県と大学病院の情報共有の橋渡し役も担い、連携のパイプ役として活躍していた。

これまで述べたさまざまな形の県と大学病院との連携が、県一丸となって取り組む新型コロナウイルスとの闘いの輪に、山梨大病院も参画していく上で非常に重要であった。これらの連携の礎には、先に述べた「一般社団法人大学アライアンスやまなし」など、日頃からの県との連携構築の努力がある。地方の国立大学が、その能力をいかんなく発揮して地方に一層貢献していくためには、都道府県など地方自治体とより一層緊密に連携していくことが必要である。今回のコロナ禍は、地方の国立大学である山梨大学と、地方自治体としての山梨県の間の新たな連携の一歩となったと考えている。

地方の国立大学の再興に向けて

2020年1月末から始まった、山梨大病院における新型コロナウイルス感染症との闘いは未だ先が見通せていない。6月末からの第2波とみられる感染者の増加は、全国的な拡大傾向の中で続いており、山梨県全体としても予断を許さない状態である。

新型コロナウイルス感染症が日本でも広がりはじめた当時、日本全国の国立大学病院が、「当院では新型コロナウイルス感染症の診療をしていません」というポスターなどの掲示を病院玄関やホームページに行っていた。これは、当時の診療の流れと関連しており、症状などから感染が疑われる場合には、最初に「帰国者・接触者相談センター」に電話で相談し、センターからの誘導で、都道府県などが定めた「帰国者・接触者外来」を受診する体制であったため、これらの掲示は、正しい診療の流れへの誘導に必要なものかもしれない。

たしかに、特定機能病院でもある全国の国立大学病院は、高度先進医療の実践という他の医療機関では代替できない役割を担っており、感染症が命取りともなる免疫機能の低下した患者も少なくない。これら平時に診療している数多くの患者の命も託されている大学病院としては、できるだけ新型コロナウイルス感染症の診療に関わることを避けて、その他の患者の安全を確保することも方策の一つであろう。また近年、国が強力に推進している病院機能の分化の観点からみても、感染蔓延早期の診療は、設備の整った感染症指定医療機関を中心に進めていくのが事前に想定された診療の流れなのだろうか。

しかし、これらの掲示の裏を返せば、全国の国立大学病院には、新型コロナウイルス感染症診療への期待が寄せられていたことも否めない。特に地方の国立大学病院は、地域の中核的な医療機関としての側面もあるのでなおさらである。「診療をしていません」という張り紙一枚での門前払いが、国民の期待を背負う国立大学病院の姿勢として望ましい在り方だったのだろうか。研究、教育という診療以外の大きな役割もある大学病院が、診療機関としての役割をどこまで果たしていくべきなのだろうか。

これらの問いに唯一の正しい答えは存在しない。それぞれの地域の事情もあり、もちろん大学病院自体も、それぞれの事情を抱えている。ただ、大学病院には充実した診療科が備わっており、最新の検査、治療機器や、それを支える専門性に富んだ人的資源が結集している。それらを思うとき、われわれが地域に対して貢献できることは何で、期待されている役割は何かということを、常に自らに問いかけつつ、国立の大学病院としての存在意義を模索していくことが、今こそ求められているように思う。

残念なことではあるが、長らく地方の大学を中心に国立大学は痛めつけられてきた。「人」も「金」も十分ではなく、地方の大学の多くは、存亡の危機に直面している。アカデミズムの灯は、一度消えてしまうと、容易には取り戻せない。先人たちが築き上げ、形を変えながらも今に続いている知の拠点を、地域の財産として未来につないでいくことが、今のわれわれに課された使命であると考えている。大学の授業も大きな制約を受ける中、山梨大学の取り組みが、国立大学の好事例として文部科学省に採りあげられたという嬉しいニュースも耳にした。遠隔授業と対面授業によるハイブリッド授業の実現、密集を避け、感染リスクに配慮した座席配置、効率的かつ充実した授業が評価されたのである。大学を挙げて新型コロナに対応してきたことが評価につながったと考えている。

地方創生の動きの中では、明るい兆しも見えてきている。地方の大学の産学連携強化と体制の充実に光が当たり、地方における人材や雇用の創出、拡充が期待されている。地方の大学の縮小・再編から、地域を基盤とした役割の拡大と連携へ。コロナ禍を乗り越え、新しい時代を切り開いていくために、地方の国立大学の底力を発揮すべき時がきている。

あとがき

思えば、島田眞路学長との出会いが全ての始まりだった。

島田学長と私の本書に至るまでの一連のプロジェクトは、2020年の世界を暗黒に陥れた新型コロナウイルス感染症と山梨大学病院の闘いの実記に端を発し、世界と比較して寡少なPCR検査体制の批判的検討や望ましい感染症対策の探究へと広がっていった。「不十分なPCR検査体制は日本の恥」や「日本の感染症対策はアジアの中で劣等生」など、強烈なまでの発信力を持つ島田学長の奮闘により、われわれの発信は一定の社会的影響力を有するまでに至った。巷では、PCR検査の増強を主張する「PCR派」と、真っ向から対立する「PCR反対派」という区分で二分されていたが、これらの見解の対立そのものも大きな問題ではあるものの、対立を解消するプロセスがうまく機能していないところに、今の日本が抱える問題の縮図がある。

島田学長は、リスクセンスが鋭く、それ故に大学病院における医療安全の重要性にひとかたならぬ理解をお持ちである。私は、武田正之病院長と榎本信幸教授、波呂浩孝教授に招聘いただき、2019年1月に山梨大病院の医療の質・安全管理部（安全部）に着任したが、島田学長は週に一度は安全部に足を運んで下さるので、着任早々から機知に富んださまざまな話を拝聴する機会を得た。本書の第2章以降の内容は、島田学長が安全部を訪問して下さったときにお伺いしたお話に依るところが大きい。

リスクセンスに優れると、潜在している問題に人より早く気づく。島田学長は、今回の新型コロナ禍でもしかり、第2章で詳述した日本専門医機構の問題でもしかり、物事の本質を見極めて、近い将来、確実に問題になることを周囲に知らしめる力を度々、発揮される。それは、往々にして「闘い」を生じる。なぜならば、まだ周囲の多くの者には見通せていない現実を突きつけることになるからだ。島田学長が、ときに強い語調で自らの主張をする背後には、慧眼の士だけが抱く迫りくる危機感がある。一方で、自らの主張を裏付ける入念な下調べも決して怠ることがない。直観と入念な推論という一見、正反対の二つの物事をバランスよくこなすのが島田学長の真骨頂であると私は密かに思っている。

こうした島田学長の薫陶を受け、本書がついに完成した。新型コロナと医師養成という表面的には無関係にみえる物事は、国立大学や大学病院という視点からみると、実によくつながっている。中央省庁間の確執、省庁を担ぐ学者の重用、専門家と称される者の暴走や知性を軽視した反知性主義的な動きなど、そっくり同じに見える部分も少なくない。新型コロナ禍は、社会のひずみを改めて浮き彫りにするとともに、これまで蓄積してきた日本社会の課題を白日の下に晒した。本書はその一端を示したに過ぎないが、島田学長の鋭い切込みは、この先の世の中にとって不可欠なことを、並々ならぬ危機感をもって示されているものと私は考えている。

医療の安全が多くの願いとは裏腹に容易に実現できないように、この社会を変えることは決して容易ではない。しかしながら、私は、本書に至る一連のプロジェクトの中で、今そこにある危機に目をつぶるのではなく、声を上げることの大切さ、闘いにひるまない粘り強さを持つことを島田学長に教えて頂いた。アカデミアの中にあっても「推進派」と「反対派」が生まれるのが世の常である。異論を一方的に排除するのではなく、感性をもって耳を傾けること、自己正当化に固執せず、状況の変化を柔軟な姿勢で受け入れつつ、多様な可能性を模索し続けていくことが、対立を解消していくプロセスとして重要である。残念ながら今の日本には、これらのプロセスが欠けてしまっているように思う。過度に対立を避けるあまり、陰湿に事実を覆い隠し、秘密裏に事を進めようとしてはいないだろうか。近視眼的な経済問題だけを注視して、この国にとって本当に大切なものを見失ってはいないだろうか。本書がこれらの疑問になんらかの方向性を示し得ているとすれば、著者の一人として大変嬉しく思う。

本書の執筆は、山梨大病院の関係者の協力なくしては成し得なかった。新型コロナの猛威の中で時に苦悩し、時に励まし合いながらたくましく立ち向かっている山梨大病院の全ての関係者に深い敬意と感謝の意を示したい。また、執筆活動を支えてくれた平凡社の平井瑛子さんにも心から感謝申し上げる。最後に、思索を深める知的刺激を与えてくれている仲間と、日々の活動を支えてくれている家族に心からの感謝を伝えたい。

荒神裕之

引用・参考文献

第1章　引用文献

＊1　プリンセス・クルーズホームページ（https://www.princesscruises.jp/）
＊2　「新型肺炎感染者の足取り公表に差　自治体手探り、風評被害にも配慮」（西日本新聞、２０２０年2月19日付）（https://www.nishinippon.co.jp/item/n/585282/）
＊3　「ＰＣＲ実験の手引き」タカラバイオホームページ（https://www.takara-bio.co.jp/research/kensa/pdfs/book_1.pdf）
＊4　「新型コロナウイルス感染予防対策についてのＱ＆Ａ」一般社団法人日本疫学会ホームページ（https://jeaweb.jp/covid/qa/index.html#q2）
＊5　「新型コロナウイルス感染症に対する検査の考え方─遺伝子診断、抗体・抗原検査の特徴と使い分け─」一般社団法人日本感染症学会ホームページ（http://www.kansensho.or.jp/uploads/files/topics/2019ncov/covid19_kensaguide_0526.pdf）
＊6　「新型コロナ検査「病院あふれるの嫌で厳しめに」さいたま市長、保健所長を注意」（毎日新聞、２０２０年4月13日付）（https://mainichi.jp/articles/20200413/k00/00m/040/140000c）
＊7　GBD 2015 Healthcare Access and Quality Collaborators. Healthcare Access and Quality Index based on mortality from causes amenable to personal health care in 195 countries and territories, 1990–2015:

a novel analysis from the Global Burden of Disease Study 2015. *Lancet* 390: 231–66, 2017

＊8　「クローズアップ現代＋　新型コロナ　ビッグデータで感染拡大を防げ」（ＮＨＫ、２０２０年４月15日放送）

＊9　OECD Policy Responses to Coronavirus (Covid-19), Testing for COVID-19: A way to lift confinement restrictions.（http://www.oecd.org/coronavirus/policy-responses/testing-for-covid-19-a-way-to-lift-confinement-restrictions-89756248/）

＊10　Grifoni A, Weiskopf D, Ramirez SI, et al, Targets of T cell responses to SARS-CoV-2 coronavirus in humans with COVID-19 disease and unexposed individuals. *Cell*; May 14, 2020

＊11　Dora Pinto, Young-Jun Park, Martina Beltramello, et al., Cross-neutralization of SARS-CoV-2 by a human monoclonal SARS-CoV antibody. *Nature*: May 18, 2020

＊12　「新型ウイルス　ドライブスルーでＰＣＲ検査　新潟市が運用、迅速な対応可能に」（新潟日報、２０２０年３月20日付）（https://www.niigata-nippo.co.jp/news/national/20200320532121.html）

＊13　小田垣孝「新型コロナウイルスの蔓延に関する一考察」（「物性研究・電子版」２０２０年５月号）

＊14　小野京右、菊地勝昭「新型コロナウイルス流行に関する数理モデルとその抑圧対策について」（２０２０年５月15日）（https://documentcloud.adobe.com/link/review/?pageNum=1&uri=urn%3Aaaid%3Ascds%3AUS%3Ad8581cfe-f05a-45ef-a7ea-8228a7590afd）

＊15　Michael G. Baker, Nick Wilson, Andrew Anglemyer. Successful Elimination of Covid-19 Transmission in New Zealand. *N Engl J Med* :August 20, 2020, 383:e56

＊16　Taiwan centers for disease control. Coronavirus disease 2019 (COVID-19).（https://www.cdc.gov.tw/En）

第1章　参考文献

・「新型コロナウイルス感染症について　感染症指定医療機関の指定状況」（厚生労働省）
・「新型コロナウイルス感染症に関する発生状況等」（山梨県ホームページ）
・「クルーズ船「ダイヤモンド・プリンセス号」乗客乗員受け入れについて」（藤田医科大学）
・島田眞路、荒神裕之「日本のコロナ対応の世界での実力」（『海外事情』２０２０年９・10月号、拓殖大学海外事情研究所）
・国立感染症研究所ホームページ
・一般社団法人日本感染症学会ホームページ
・一般社団法人日本環境感染学会ホームページ
・COVID-19 Dashboard by the Center for Systems Science and Engineering (CSSE) at Johns Hopkins University (JHU)
・University of Oxford. Our World in Data
・World Health Organization: Coronavirus

第2章　引用文献

＊1　笠原彰紀、妙中信之、嶋津岳士ほか「卒後初期研修の実態および問題点　大阪大学医学部附属病院研修医に対する卒後臨床研修アンケート調査結果」（『医学教育』第30巻６号、日本医学教育学会、１９９９年12月、457～463頁）
＊2　「臨床研修制度の導入前後における医師の地域分布の変化について」中間解析（平成24年度厚生労働科学研究（「医師臨床研制度の評価と医師のキャリアパスの動向に関する調査研究」研究代表者　堀田

知光）

＊3 「医師臨床研修制度の評価に関するワーキンググループ（02論点整理）」（厚生労働省、２０１３年２月８日）

＊4 「専門研修医の東京集中が17・4％から21・7％に拡大」（全日病ニュース、全日本病院協会、２０１９年１月１日・15日合併号）

＊5 「専攻医のシーリング、「県、基本領域別」への変更検討　厚労省・医師専門研修部会、時期や詳細は今後の検討課題」（m3.com、２０１９年３月23日）

＊6 富澤宏之、林隆之、山下泰弘、近藤正幸「優れた成果をあげた研究活動の特性　トップリサーチャーから見た科学技術政策の効果と研究開発水準に関する調査報告書」（科学技術政策研究所、２００６年３月）

＊7 Aaron Clauset, Daniel B. Larremore, Roberta Sinatra: Data-driven Predictions in the science of science, *Science* 355: 477-480, 2017

＊8 「151研究領域におけるＴＯＰ10％論文数の国際シェア順位の推移（7か国比較）」（科学技術振興機構、２０１９年）

＊9 「日本専門医機構が設定する臨床研究医コースについて」（一般社団法人日本専門医機構、２０２０年７月９日）

＊10 清水一彦「大学設置基準の大綱化と大学の変貌（I 論説〈規制緩和と大学の将来〉）」（『日本教育行政学会年報』第20号、１９９４年、25～37頁）

＊11 毎日新聞「幻の科学技術立国」取材班『誰が科学を殺すのか――科学技術立国「崩壊」の衝撃』（毎日新聞出版、２０１９年）

＊12　中山玲子「「国立大学法人化は失敗だった」有馬朗人元東大総長・文相の悔恨」（「日経ビジネス」、2020年5月21日）
＊13　山極寿一「異見交論40「国立大学法人化は失敗だ」」（読売新聞教育ネットワーク、2018年3月9日）

第2章　参考文献

・堀籠崇「実地修練（インターン）制度に関する研究、新医師臨床制度に与える示唆」（「医療と社会」第20巻3号、医療科学研究所、2010年）
・菅谷章『日本医療制度史』（原書房、1976年）
・医師臨床研修マッチング協議会ホームページ
・鎌田雄一郎、小島武仁、和光純「マッチング理論とその応用：研修医の「地域偏在」とその解決策」（「日本医療研究」第23巻1号、2011年）
・江原朗「新医師臨床研修制度導入後8年が経過して―マッチング制度、都道府県間の偏在の検討―」（「日医雑誌」第141巻第10号、日本医師会、2013年1月）
・「医師偏在対策について　医療計画策定研修会（資料3）」（厚生労働省医政局、2018年2月9日）
・島田眞路「これでいいのか、日本専門医機構」（「日本医事新報」、日本医事新報社、2015年）
・「専門医の在り方に関する検討会報告書」（厚生労働省、2013年4月22日）
・「「学会外し」の専門医制度、73学会が覆す　今春発足の「日本専門医機構」社員に各領域代表が参加」（m3.com、2014年3月1日）
・「第44回社会保障審議会医療部会資料」（厚生労働省、2016年2月18日）

- 「新専門医制度、専門委員会設置して再検討、来年4月スタートの延期を求める意見も―社保審・医療部会」(Gem Med、2016年2月19日)
- 「新専門医制度、2017年度の全面実施見送りへ　学会認定で実施、日本専門医機構の関与は「学会次第」」(m3.com、2016年6月9日)
- 「第48回教育病院連絡会議　第二部『新専門医制度の動向について』資料集」(一般社団法人日本内科学会、2016年7月30日)
- 「自治医大学長と日本医学会会長を兼務　Vol. 23」(「医療維新」、エムスリー、2015年8月23日)
- 「専攻医の〝シーリング〟、対象領域含め見直しを検討　がん薬物療法専門医、内科・外科等のサブスペシャルティに」(「医療維新」、エムスリー、2018年6月15日)
- 「専攻医のシーリング、「県、基本領域別」への変更検討　厚労省・医師専門研修部会、時期や詳細は今後の検討課題」(「医療維新」、エムスリー、2019年3月23日)
- 自治医科大学医学部　卒後指導部長　本間善之「公的病院と医師～供給側の立場から～」(2017年11月20日)
- 「これまでの医学部入学定員増等の取組について」(文部科学省高等教育局医学教育課、2011年)
- 「「将来の医師需給に関する検討委員会」最終意見の要約」(厚生労働省、2005年)
- 「新医師確保総合対策　地域医療に関する関係省庁連絡会議」(厚生労働省、2006年8月31日)
- 「平成29年臨床研修修了者アンケート調査 結果概要」(厚生労働省医政局医事課医師臨床研修推進室、2017年)
- 「科学技術指標2019　科学研究のベンチマーキング2019」(文部科学省科学技術・学術政策研究所、2019年9月5日)

・「専門研修における研究医枠について　令和２年度第２回　医道審議会　医師分科会　医師専門研修部会　資料１」（厚生労働省、２０２０年７月17日）
・「研究医養成との関係　平成29年度第３回医道審議会医師分科会医師臨床研修部会　資料２」（厚生労働省、２０１８年１月25日）
・「基礎研究医プログラムについて　平成30年第４回医道審議会医師分科会医師臨床研修部会　資料１」（厚生労働省、２０１９年２月27日）
・「医師法第16条の２第１項に規定する臨床研修に関する省令の施行について」の一部改正について」の一部改正について」（「医政発」０３２９第23号、厚生労働省医政局長、２０１９年３月29日）
・「令和２年度第２回　医道審議会　医師分科会　医師専門研修部会資料」（厚生労働省、２０２０年７月７日）
・木村和範、鈴木寿雄「戦後日本の高等教育にかんする参考資料(2)」（「開発論集」第103号、北海学園大学開発研究所、２０１９年３月）
・「国立大学等の独立行政法人化に関する調査検討会議　委員名簿」（文部科学省、２００１年３月13日）
・「大学分科会　資料４　国立大学の再編・統合の現状と今後の取り組み」（中央教育審議会、２００３年３月）
・「人生100年時代構想推進室：大学改革参考資料　資料１」（内閣官房、２０１８年２月）
・「国立大学法人の運営費交付金に関する質問主意書」（２００３年11月26日、衆議院に提出）
・竹内健太「国立大学法人運営費交付金の行方～「評価に基づく配分」をめぐって～」（『立法と調査』、参議院、２０１９年）
・福島謙吉「国立大学法人運営費交付金制度の構造的特質と問題点について～国立大学法人化の経緯の分

析を通して～」(「大学アドミニストレーション研究」第5号、桜美林大学、2015年)
・「財政制度等審議会 財政制度分科会 議事要旨等」(財務省、2015年度)
・島田眞路「国立大の運営費交付金、削減政策は誤り 増額を」(日本経済新聞、2017年4月3日付)
・「財政制度分科会 資料2 文教・科学技術」「同 参考資料2 文教・科学技術(参考資料)」(財務省、2019年11月1日)

第3章 参考文献

・「高等教育改革部会 次世代の学校指導体制実現部会 恒久的な教育財源確保に関する特命チーム 第十次提言」(自由民主党教育再生実行本部、2018年5月17日)
・一般社団法人大学アライアンスやまなしホームページ
・山梨大学ワイン科学研究センターホームページ
・「大学による地方創生に関する取組」(文部科学省高等教育局高等教育企画課、2016年)
・「地方における若者の修学・就業の促進に向けて―地方創生に資する大学改革― 地方大学の振興及び若者雇用等に関する有識者会議 最終報告」(内閣府、2017年12月8日)
・「まち・ひと・しごと創生基本方針2020」(内閣官房まち・ひと・しごと創生本部事務局、内閣府地方創生推進事務局、2020年7月)
・Aoi Omori「シリコンバレーでは教育が始まっている〝STEAM人材〟とは?」(Btrax ホームページ、2019年7月25日)
・「新型インフルエンザ等対策における国・都道府県・市町村の役割分担について」(新型インフルエンザ及び鳥インフルエンザに関する関係省庁対策会議、2009年2月17日)

【著者】

島田眞路（しまだ しんじ）

1952年京都府生まれ。77年東京大学医学部卒業。米国国立衛生研究所留学などを経て、86年山梨医科大学（現・山梨大学医学部）皮膚科助教授。91年東京大学医学部助教授、95年山梨医科大学皮膚科教授。2009年から山梨大学医学部附属病院院長、15年から山梨大学学長。

荒神裕之（こうじん ひろゆき）

1975年埼玉県生まれ。2000年琉球大学医学部卒業。整形外科医として勤務の傍ら、08年早稲田大学大学院法務研究科修了。18年東京医科大学大学院医学研究科博士課程（公衆衛生学）修了。厚生中央病院院長補佐を経て19年より山梨大学医学部附属病院医療の質・安全管理部特任教授。

平凡社新書957

コロナ禍で暴かれた日本医療の盲点

発行日——2020年10月15日　初版第1刷

著者——島田眞路・荒神裕之

発行者——下中美都

発行所——株式会社平凡社

東京都千代田区神田神保町3-29　〒101-0051

電話　東京（03）3230-6580［編集］

東京（03）3230-6573［営業］

振替　00180-0-29639

印刷・製本—株式会社東京印書館

装幀——菊地信義

ISBN978-4-582-85957-7

NDC 分類番号490　新書判（17.2cm）　総ページ256

平凡社ホームページ　https://www.heibonsha.co.jp/